Jean-Luc Nizet

Contribution à la chirurgie oncoplastique du sein

Jean-Luc Nizet

Contribution à la chirurgie oncoplastique du sein

Etude exhaustive d'une série de 72 patientes

Presses Académiques Francophones

Impressum / Mentions légales
Bibliografische Information der Deutschen Nationalbibliothek: Die Deutsche
Nationalbibliothek verzeichnet diese Publikation in der Deutschen
Nationalbibliografie; detaillierte bibliografische Daten sind im Internet über
http://dnb.d-nb.de abrufbar.
Alle in diesem Buch genannten Marken und Produktnamen unterliegen
warenzeichen-, marken- oder patentrechtlichem Schutz bzw. sind
Warenzeichen oder eingetragene Warenzeichen der jeweiligen Inhaber. Die
Wiedergabe von Marken, Produktnamen, Gebrauchsnamen, Handelsnamen,
Warenbezeichnungen u.s.w. in diesem Werk berechtigt auch ohne besondere
Kennzeichnung nicht zu der Annahme, dass solche Namen im Sinne der
Warenzeichen- und Markenschutzgesetzgebung als frei zu betrachten wären
und daher von jedermann benutzt werden dürften.

Information bibliographique publiée par la Deutsche Nationalbibliothek: La
Deutsche Nationalbibliothek inscrit cette publication à la Deutsche
Nationalbibliografie; des données bibliographiques détaillées sont
disponibles sur internet à l'adresse http://dnb.d-nb.de.
Toutes marques et noms de produits mentionnés dans ce livre demeurent
sous la protection des marques, des marques déposées et des brevets, et sont
des marques ou des marques déposées de leurs détenteurs respectifs.
L'utilisation des marques, noms de produits, noms communs, noms
commerciaux, descriptions de produits, etc, même sans qu'ils soient
mentionnés de façon particulière dans ce livre ne signifie en aucune façon
que ces noms peuvent être utilisés sans restriction à l'égard de la législation
pour la protection des marques et des marques déposées et pourraient donc
être utilisés par quiconque.

Coverbild / Photo de couverture: www.ingimage.com

Verlag / Editeur:
Presses Académiques Francophones
ist ein Imprint der / est une marque déposée de
OmniScriptum GmbH & Co. KG
Heinrich-Böcking-Str. 6-8, 66121 Saarbrücken, Deutschland / Allemagne
Email: info@presses-academiques.com

Herstellung: siehe letzte Seite /
Impression: voir la dernière page
ISBN: 978-3-8416-3278-4

Zugl. / Agréé par: Liège, Université de Liège, 2014

Remerciements

L'aboutissement d'une thèse nécessite des circonstances favorables. C'est d'autant plus vrai en milieu de carrière, car de nombreuses influences se sont révélées déterminantes.

Je tiens d'abord à remercier le Professeur André CASTERMANS et le Professeur Jean FISSETTE qui m'ont donné le goût de la chirurgie plastique et qui m'ont appris toutes les bases de mon métier. Je remercie le Docteur Philippe MICHEL, chirurgien du sein à Charleroi, qui après ma formation, m'a transmis toute sa méticulosité en chirurgie mammaire, ainsi que le Docteur Roland KERZMANN, chirurgien à Sainte-Elisabeth à Heusy, qui m'a fait confiance pendant de nombreuses années pour toutes ses patientes concernant les reconstructions mammaires.

Je remercie le Professeur Gérald PIERARD, Chef de service de dermatopathologie, qui a été une personne essentielle dans la rédaction de nombreuses publications scientifiques, notamment sur tous les aspects biomécaniques cutanés.

Ce travail clinique aurait été impossible sans mes amis sénologues avec qui la collaboration a toujours été excellente : André CREVECOEUR, Claude COLIN, Eric LIFRANGE, Valérie BLERET et Philippe HERMAN.

Je tiens aussi à remercier mes collègues de chirurgie abdominale et notamment le Docteur Thierry DEFECHEREUX qui a commencé la chirurgie oncoplastique avec moi il y a plus de dix ans, et puis le Docteur Sylvie MAWEJA qui, à chaque patiente qu'elle voit dans le cadre d'un cancer du sein et qui nécessite un traitement chirurgical, s'interroge sur les possibilités de chirurgie de reconstruction, immédiate ou différée, dans le cadre d'un traitement conservateur ou d'une mastectomie. Sans elle, cette casuistique aurait été réduite à une expression beaucoup plus simple. Je remercie aussi mes collègues de la Concertation Oncologique Multidisciplinaire du cancer du sein, qui m'ont transmis au cours de ces années les connaissances qu'un chirurgien plasticien n'a pas nécessairement concernant le cancer du sein.

Je tiens tout particulièrement à remercier le Professeur Adelin ALBERT non seulement pour l'analyse statistique des données, mais aussi pour son accueil, son amabilité et sa disponibilité qui m'ont été d'une grande aide lors de la réalisation de ce travail. Sa collaboratrice, Madame Laurence SEIDEL, s'est aussi donné une grande peine pour me traduire en termes clairs les notions pointues de la statistique.

Sans le soutien indéfectible du Professeur Michel MALAISE, je n'aurais jamais rempli ma fonction actuelle. Cette deuxième partie de ma carrière représente un grand défi professionnel et m'enthousiasme tous les jours. Sans le soutien du Professeur Vincent D'ORIO, Doyen de notre Faculté, je n'aurais jamais eu l'énergie de réaliser maintenant une thèse de doctorat et ses encouragements répétés ont été un des moteurs de la réalisation de ce travail.

Au vu de mon activité professionnelle, ce travail n'aurait jamais pu voir le jour sans les disponibilités du Professeur Denise JACQUEMIN. Son aide dans la gestion du service m'a permis de trouver du temps et de l'énergie pour la réalisation de ce travail. L'exercice d'une activité chirurgicale en équipe permet, grâce aux collaborateurs, aux assistants et aux infirmières, de toujours se remettre en question. C'est essentiel dans l'exercice d'une activité clinique.

Je remercie le Professeur Philippe COUCKE, président du Comité de thèse, ainsi que les Professeurs Eric LIFRANGE, Philippe DELVENNE et Michel MEURISSE, membres du Comité de thèse, pour leurs critiques et conseils constructifs. Je porte une attention particulière au Professeur Guy

JERUSALEM, promoteur de ce travail, qui m'a permis de surpasser mes moments de découragement.

Ma secrétaire Anne-Marie GILLAIN est la principale responsable de la dactylographie et la mise en page de ce travail. Son assistance fut très précieuse.

Enfin, sans la patience et le soutien de ma femme Catherine, ce travail n'aurait pas abouti. Elle a supporté toutes mes lubies professionnelles, mes réunions scientifiques et administratives, mes absences répétées. Je lui en suis très reconnaissant.

Résumé

Les cancers du sein sont les premiers cancers de la femme en termes de fréquence. Le traitement conservateur du sein est le traitement standard de ce cancer, l'alternative étant la mastectomie. Ce traitement conservateur peut être la source de déformations importantes du sein.

La chirurgie oncoplastique du sein consiste à l'application des techniques de chirurgie plastique dans le cadre du traitement conservateur, permettant des résections plus larges lors du traitement initial nécessaire du point de vue oncologique et améliorant les résultats esthétiques.

Ce travail retrace brièvement l'historique de la chirurgie oncoplastique du sein, évalue les séquelles des traitements conservateurs et rappelle les principes des réductions mammaires thérapeutiques, avec leurs avantages et leurs inconvénients.

La série étudiée concerne 72 patientes pour lesquelles les informations préopératoires, les caractéristiques tumorales, les résultats anatomopathologiques détaillés, le type de technique chirurgicale utilisé, les traitements radiothérapiques postopératoires ont été étudiés. Les délais entre chirurgie et traitements adjuvants comme la radiothérapie et la chimiothérapie ont également été analysés, permettant de déterminer s'il existait des facteurs entraînant un retard à l'initiation de ces traitements adjuvants.

Une attention particulière a été apportée à la problématique des marges de résection, au cas spécifique de la chimiothérapie néoadjuvante et à la durée d'hospitalisation liée ou non aux complications postopératoires. L'importance du calcul du volume du sein et l'évaluation des résultats esthétiques dans le cadre des traitements conservateurs ont été investiguées.

Les résultats de cette étude ont conduit à la réalisation d'une nouvelle fiche de données destinée à la concertation oncologique multidisciplinaire.

Summary

Breast cancers are the most frequent forms of cancer in women. Breast conservation surgery is the standard treatment for this type of cancer; the alternative treatment is mastectomy. Breast conservation surgery can cause serious breast deformation.

Oncoplastic breast surgery involves using plastic surgery techniques in the framework of the conservation surgery, allowing for larger resections during the initial treatment as required from an oncological point of view while improving the aesthetic results.

This work gives a brief history of oncoplastic breast surgery, evaluates the sequelae of conservation treatments and runs through the principles of therapeutic mammary reduction, with a discussion of the advantages and disadvantages.

72 patients were involved in this study, which focused on the pre-operatory information, the tumoral characteristics, detailed anatomopathological results, the type of surgical techniques used and the postoperative radiotherapy treatment .The period of time between the surgery and auxiliary treatments such as radiotherapy and chemotherapy were also analyzed to determine whether or not there were factors which could lead to a delay in the introduction of the auxiliary treatments.

Particular attention was paid to the problem of resection margins, specifically in case of neoadjuvant chemotherapy and the length of hospitalization, whether linked to post operatory complications or not. The importance of calculating breast volume and the evaluation of aesthetic results in the framework of conservation treatments were also investigated.

The results of the study have led to the development of a new set of data for the purpose of multidisciplinary oncological dialogue.

Samenvatting

Borstkankers zijn de meest voorkomende kankers bij vrouwen. De conservatieve behandeling van de borst is de standaardbehandeling van deze kanker, met de mastectomie als alternatief. Deze conservatieve behandeling kan belangrijke vervormingen van de borst veroorzaken.

De oncoplastische chirurgie van de borst bestaat uit de toepassing van technieken uit de plastische chirurgie in het kader van de standaardbehandeling, zodat bredere resecties mogelijk zijn bij de, uit oncologisch oogpunt, noodzakelijke initiële behandeling en zodat de resultaten op esthetisch vlak verbeterd worden.

Dit werk biedt een kort overzicht van de geschiedenis van de oncoplastische borstchirurgie, evalueert de letsels van conservatieve behandelingen en herhaalt de principes van therapeutische borstverkleiningen, met hun voor- en nadelen.

De onderzochte serie bestaat uit 72 patiënten, voor dewelke preoperative informatie, tumorale eigenschappen, gedetailleerde anatomopathologische resultaten, het type chirurgische techniek en de postoperatieve radiotherapische behandelingen bestudeerd werden. De interval tussen chirurgie en adjuvante behandelingen zoals radiotherapie en chemotherapie werden eveneens onderzocht om te kunnen bepalen of er factoren bestaan die een laattijdige initiatie van deze adjuvante behandelingen veroorzaken.

Er werd bijzondere aandacht besteed aan de problematiek van de resectiemarges, aan het specifiek geval van de neo-adjuvante chemotherapie en aan de duur van de hospitalisatie, al dan niet gebonden aan postoperatieve complicaties. Het belang van de berekening van het borstvolume en de evaluatie van esthetische resultaten in het kader van conservatieve behandelingen werden onderzocht.

De resultaten van deze studie hebben geleid tot de opstelling van een nieuwe gegevensfiche, bestemd voor het oncologische multidisciplinaire beraad.

Table des matières

Glossaire

AJCC	American Joint Comity on Cancer
ASTRO	American Society for Radiation Oncology
BAT	Breast analyzing tool
BCCT.core	Breast Cancer Conservative Treatment Cosmetic Results Evaluation
BRA	Breast Retraction Assessment
BRCA1	Breast Cancer 1
BRCA2	Breast Cancer 2
CCI	Carcinome canalaire infiltrant
CCIS	Carcinome canalaire in situ
CDC	Classification de Clavien-Dindo
CHU	Centre Hospitalier Universitaire
CLI	Carcinome lobulaire infiltrant
COM	Concertation Oncologique Multidisciplinaire
DCIS	Ductal carcinoma in situ (carcinome canalaire in situ)
DIEP	Deep Inferior Epigastric Perforator
DMI	Dossier médical informatisé
EBCTCG	Early Breast Cancer Trialist's Collaborative Group
EORTC	European Organization for Research and Treatment of Cancer
EPBVE	Estimated Purcentage of Breast Volume Excised
ER	Estrogen receptor (récepteur aux oestrogènes)

Gy	Gray (unité de radiothérapie)
HER2	Human Epidermal Grow Factor Receptor 2
ICAP	Intercostal Artery Perforator
ICC	Intra-Class Correlations
IGR	Institut Gustave Roussy
IMC	Indice de masse corporelle (Indice de Quetelet)
IRM	Imagerie par résonance magnétique
Ki-67	Antigène Ki-67
NA	Non applicable
NC	Non connu
NCI	National Cancer Institute
NR	Non réalisé
NSABP	National Surgical Adjuvant Breast and Bowel Project
ORBS	Oncoplastic Reconstructive Breast Surgery
PAM	Plaque aréolo-mamelonnaire
PET-scanner	Positron Emission Tomography
PgR	Progesterone receptor (récepteur à la progestérone)
P	pTNM = Classification TNM basée sur l'anatomopathologie
RMN	Résonnance magnétique nucléaire
S-gap	Superior Gluteal Artery Perforator
SAAP	Serratus Anterior Artery Perforator
SD	Standard deviation
SEAP	Superior Epigastric Artery Perforator
SETC	Séquelles esthétiques des traitements conservateurs
SG	Soutien-gorge
SSO	Society of Surgical Oncology

TDAP	Thoraco Dorsalis Artery Perforator
TNM	T tumor N node M metastasis (classification)
TRAM	Transverse Rectus Abdominis Muscle
TSIR	Tumor specific immediate reconstruction
UICC	Union Internationale contre le cancer
Y	*y*TNM = Classification TNM après chimiothérapie néoadjuvante

Introduction générale

Les cancers du sein sont les premiers des cancers de la femme en termes de fréquence. En effet, plus de 9500 nouveaux cas de cancer du sein sont diagnostiqués chaque année en Belgique (chiffre de 2008)[1]. Donc 1 femme sur 9 sera atteinte d'un cancer du sein avant l'âge de 75 ans et 29 % des cancers du sein apparaissent avant l'âge de 50 ans.[2] Au niveau mondial, chaque année, plus d'un million de cas de cancer du sein apparaissent, ce qui représente 30 % des nouveaux cas de cancers féminins dans les pays industrialisés et 14 % dans les pays en développement.[2]

Les traitements locaux des cancers du sein assurent un rôle essentiel dans le contrôle mammaire de la maladie et assurent un rôle majeur pour la guérison.[3] L'objectif cancérologique est l'exérèse complète de la tumeur macroscopique et microscopique avec des berges glandulaires saines ; cette technique offre les garanties maximales de contrôle mammaire de la maladie. C'est le rapport entre le volume de la tumeur et le volume mammaire qui détermine classiquement si on peut s'orienter vers un traitement conservateur ou vers une mastectomie. Il ne faut cependant pas négliger la possibilité de lésions multifocales qui généralement contre-indiquent le traitement conservateur. Interviennent aussi dans la discussion une éventuelle prédisposition génétique selon les résultats des marqueurs BRCA1 et BRCA2 et évidemment l'avis de la patiente.

Le traitement conservateur du sein est le traitement standard du cancer du sein. L'alternative est la mastectomie avec ou sans reconstruction mammaire immédiate. Le traitement conservateur est à présent largement admis depuis les publications de FISHER[4] et de VERONESI[5] en 2002. FISHER[4], dans une étude randomisée débutée en 1976, a montré que le traitement conservateur suivi de radiothérapie était un traitement aussi efficace que la mastectomie pour le traitement des cancers invasifs. Cette étude a fait l'objet de plusieurs articles successifs après cinq ans[6], huit ans[7] et douze ans[8]. Cette étude sur plus de 2000 patientes étudiait aussi l'intérêt de la radiothérapie après traitement conservateur. L'importance de la radiothérapie n'est plus à démontrer à l'heure actuelle. Cependant, de nombreuses équipes ont essayé de savoir si l'effet positif de la radiothérapie au niveau des récidives locales avait une influence sur la survie à long terme et s'il n'y avait pas des pathologies intercurrentes créées éventuellement par la radiothérapie, qui auraient modifié la survie. Ces études de l'effet bénéfique de la radiothérapie ont d'ailleurs été regroupées dans deux publications de l'EBCTCG en 2005[9] et en 2011[10] et ont conclu dans des méta-analyses que la radiothérapie dans le cadre du traitement conservateur diminue de moitié le taux de récidives locales et réduit de plus de 15 % le taux de mortalité par cancer du sein. FISHER concluait que la tumorectomie suivie par l'irradiation du sein continue d'être le traitement approprié pour les femmes avec un cancer du sein pour autant que les marges de résection soient libres de tumeur et qu'un résultat esthétique acceptable soit obtenu.

VERONESI[5], la même année, dans les conclusions d'une étude de follow-up de 20 ans menée sur 700 patientes entre 1973 et 1980, concluait que la survie à long terme parmi les patientes ayant eu un traitement conservateur du sein avec radiothérapie était la même que celle avec les patientes qui avaient subi une mastectomie radicale. Ces résultats étaient déjà envisagés par la publication de JACOBSON en 1995 dans le « New England Journal of Medicine » qui effectuait une comparaison à dix ans des traitements conservateurs avec les mastectomies dans les traitements des stades I et II du cancer.[11] Cependant, de nombreuses patientes ont bénéficié de traitements conservateurs du sein pour des tumeurs de plus grand volume ou pour des tumeurs avec un ratio volume de la tumeur/volume du sein trop élevé pour obtenir des résultats esthétiques satisfaisants. Pour certaines patientes, il valait mieux garder un sein déformé qu'une absence de sein. Cependant, avec le temps, ces résultats sont devenus de plus en plus inacceptables, mais les techniques de reconstruction des séquelles du traitement conservateur sont des techniques difficiles dans la mesure où l'intervention chirurgicale a lieu sur un terrain irradié. Plus de dix ans plus tard, en 2014, la littérature confirme ces premières données.[12] On peut considérer que le traitement conservateur consistant en la résection de la tumeur primaire suivie de l'irradiation totale du sein est une alternative à la mastectomie avec une survie à long terme équivalente.[9]

Cette thèse, basée sur une série de 72 patientes atteinte d'un cancer du sein et ayant bénéficié de chirurgie oncoplastique, intègre notre expérience personnelle aux connaissances actuelles de la littérature. Elle est structurée en 16 chapitres. Le Chapitre 1 constitue un bref historique de la chirurgie du cancer du sein. Le Chapitre 2 se focalise sur les séquelles des traitements conservateurs, qu'elles soient liées à la patiente, aux tumeurs ou aux traitements. Elles sont ensuite étudiées selon la classification la plus répandue, celle de Krishna CLOUGH[13]. Le Chapitre 3 rappelle les différentes techniques de réduction mammaire en insistant sur l'influence de la vascularisation de la plaque aréolo-mamelonnaire. Dans le Chapitre 4, les différents aspects techniques des réductions mammaires thérapeutiques sont envisagés avec l'illustration de cas cliniques. Le Chapitre 5 fait le point sur les autres techniques de chirurgie oncoplastique, notamment les techniques de remplacement tissulaire par lambeaux locaux ou par lambeaux à distance.

Après la présentation du matériel de l'étude et des principales méthodes utilisées, le Chapitre 6 détaille l'ensemble des résultats : caractéristiques tumorales, techniques chirurgicales, délais par rapport aux traitements adjuvants et complications post-opératoires, suivi oncologique, durée de séjour et taux de réhospitalisation. Dans le Chapitre 7, nos résultats sont intégrés aux études de la littérature et évalués par rapport aux critères décrits par SCHAVERIEN[14].

Le Chapitre 8 se focalise sur la problématique des marges de résection tant dans le domaine général de la chirurgie du traitement conservateur que dans celui de la chirurgie oncoplastique en particulier. Le Chapitre 9 est consacré aux répercussions éventuelles d'une chimiothérapie néoadjuvante sur le décours chirurgical et oncologique des patientes. Les Chapitres 10 (complications) et 11 (durée d'hospitalisation) fournissent une analyse statistique plus fine de nos données. Le Chapitre 12 détaille les délais entre la chirurgie oncoplastique et les traitements adjuvants par radiothérapie et chimiothérapie en comparant nos résultats à ceux de la littérature.

Au Chapitre 13, après un rappel sur les différentes méthodes du calcul du volume du sein, on compare une méthode de caméra 3D à l'imagerie traditionnelle. Une évaluation des résultats esthétiques et des différentes échelles disponibles est détaillée dans le Chapitre 14. Le Chapitre 15 envisage les différents éléments qui permettent de réaliser une surveillance oncologique après reconstruction partielle. Enfin, le Chapitre 16 propose une modification de la fiche de données des concertations oncologiques multidisciplinaires utilisée au C.H.U. de Liège, qui permet de réaliser des études prospectives sur les résultats oncologiques, chirurgicaux et cosmétiques des traitements conservateurs, avec et sans chirurgie oncoplastique.

Ce travail de thèse se termine par quelques conclusions, recommandations et perspectives en chirurgie oncoplastique.

CHAPITRE 1

Historique de la chirurgie oncoplastique du sein

L'histoire de la chirurgie du cancer du sein est longue et l'objet de ce travail n'est pas de la détailler. Pour situer la chirurgie oncoplastique dans l'évolution du traitement du cancer du sein, il est utile d'en rappeler les grandes lignes en s'attachant à la période contemporaine[15-16].

1.1 Avant HALSTED

Les premières traces de description du cancer du sein remontent au papyrus d'Edwin SMITH au 17ème siècle avant J-C. HIPPOCRATE et plus tard GALIEN ayant défendu une théorie humorale comme cause de cancer, ce concept a conditionné l'approche thérapeutique du cancer du sein et il faut attendre le 14ème siècle pour que des chirurgiens comme Henri DE MONDEVILLE (1260-1320) et Guy DE CHAULIAC (1300-1368) proposent la chirurgie pour le cancer du sein avec une excision totale. La première mastectomie documentée est créditée à Johann SCHULTES (1595-1645), mais la description détaillée fut uniquement publiée après sa mort en 1665.[17-18] A l'époque, même si l'idée d'enlever la zone malade avait du sens, les patientes mourraient souvent d'hémorragies ou d'infection. Il est intéressant de noter cependant que dès le 16ème siècle, un instrument permettant l'amputation et l'hémostase du sein a été mis au point par Wilhelm FABRY VON HIDEN (1560-1624) et que ce fut probablement l'ancêtre du mammostat, instrument actuellement toujours utilisé en chirurgie plastique du sein notamment pour réaliser la désépidermisation.[16]

1.2 HALSTED et mastectomie

Le chirurgien américain HALSTED (1852-1922), ayant acquis sur base de travaux de dissection que la dissémination du cancer du sein se faisait par extension directe dans les muscles et la peau, a proposé une intervention chirurgicale radicale (ablation du sein et des muscles petit et grand pectoraux), partant du principe que le cancer du sein était envisagé comme une maladie principalement locorégionale (Figure 1.1.).

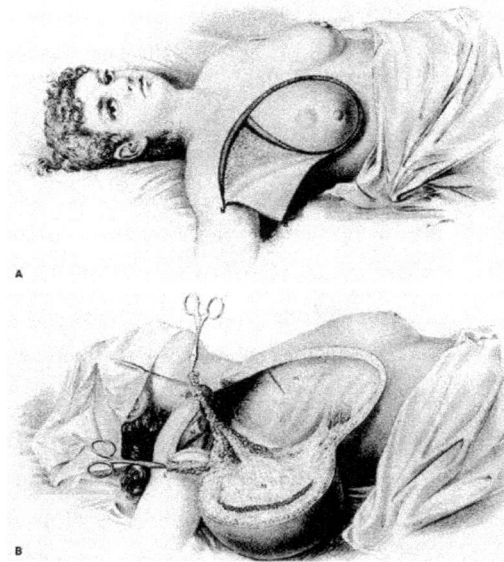

Figure 1.1 Schéma d'une mastectomie, selon HALSTED

Suite à sa publication de 1898[19] de 76 cas de mastectomie, la mastectomie radicale devint le traitement de routine du cancer du sein. Dans les années suivantes, plusieurs modifications ont été proposées, souvent de plus en plus radicales comme l'exérèse du muscle petit pectoral en plus du grand pectoral par MEYER[20]. URBAN (1914-1991) a agrandi la mastectomie radicale de HALSTED par le curage en bloc des ganglions mammaires internes et WANGENSTEIN (1898-1981) a développé la mastectomie « supra-radicale » qui incluait la mastectomie radicale avec l'exérèse des ganglions sus-claviculaires, mammaires internes et du médiastin ! Dans la première moitié du XXe siècle, la mastectomie de HALSTED, avec cicatrice verticale, dépression au-dessus de la clavicule et côtes saillantes, a constitué le traitement classique du cancer du sein, y compris pour les cancers de petite taille.[15] Heureusement, certains auteurs ont progressivement défendu une chirurgie moins agressive comme PATEY (1889-1977) qui a proposé la conservation du muscle grand pectoral comme modification de la technique de HALSTED.[21] MADDEN a décrit une mastectomie radicale modifiée en 1965 (conservant le petit pectoral et le grand pectoral), utilisée depuis comme le « gold standard » par rapport à la technique de HALSTED.[22]

1.3 Traitement conservateur

Cependant, les années 1970 ont modifié les connaissances relatives à l'histoire naturelle de la maladie. Certains affirmaient en effet que le cancer du sein était une maladie systémique et cette vision du cancer du sein en tant que maladie disséminée signifiait donc qu'il n'y avait aucun espoir de guérison par chirurgie seule et surtout que la chirurgie radicale était inutile.[15] Même si on peut rendre justice à Joseph HIRSCH qui a publié en 1927 une étude sur la chirurgie conservatrice du cancer du sein associée à de la radiothérapie en cas de carcinome mammaire à un stade peu avancé[15], il faudra cependant attendre les années 70 et l'étude de la NSABP de FISHER et les études de MILAN avec VERONESI pour que le traitement conservateur devienne un standard de traitement dans les tumeurs précoces.

1.4 Chirurgie de reconstruction

Le premier cas de reconstruction mammaire autologue peut être attribué à CZEMY[23], en 1895, qui publie le cas d'une mastectomie pour une maladie bénigne « reconstruite » par la transplantation d'un volumineux lipome venant du flanc du patient. En 1906, l'italien TANZINI[24] décrit un lambeau pédiculé de peau et du muscle grand dorsal sous-jacent pour fermer une large perte de substance après une mastectomie radicale. Au même moment, en 1905, OMBREDANNE réalise une reconstruction du sein en utilisant le muscle pectoral dans un but de restaurer du volume et non pas simplement de réparer une perte de substance (Figure 1.2).[25]

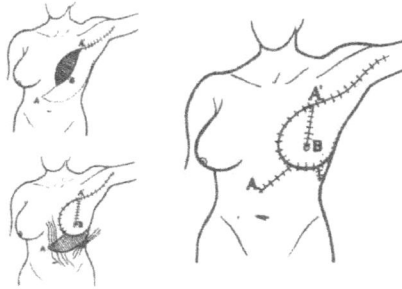

Figure 1.2 Schéma d'une reconstruction mammaire avec lambeau du grand pectoral, selon OMBREDANNE [25]

Ces descriptions de TANZINI et d'OMBREDANNE sont tombées dans l'oubli jusqu'à leur redécouverte dans les années 1970, car les principes de HALSTED étaient d'éviter la reconstruction ! On peut cependant citer les travaux de Sir Harold GILLIES qui a décrit l'utilisation d'un lambeau tubulaire abdominal pour reconstruire un sein en 1942 (Figure 1.3).[26]

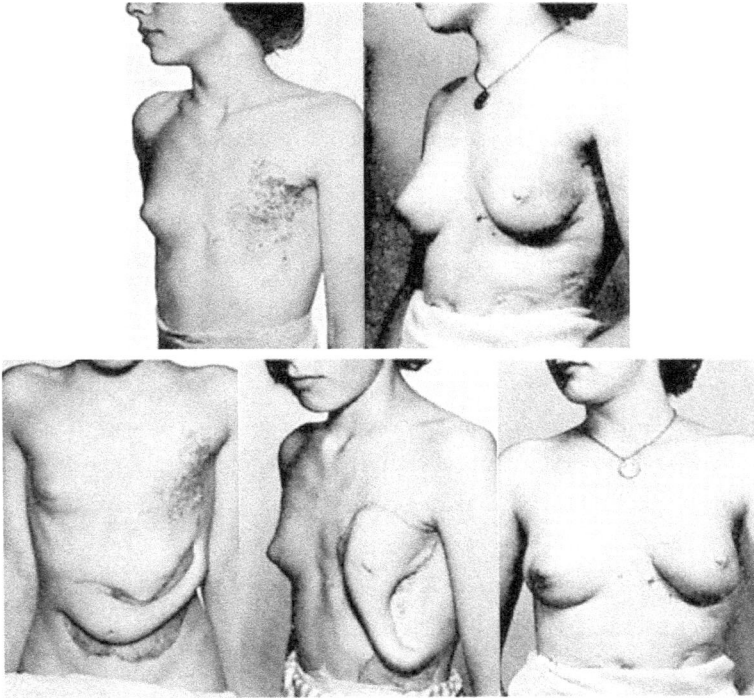

Figure 1.3 Reconstruction mammaire avec lambeau tubulaire abdominal, selon GILLIES[26]

L'ère moderne de la reconstruction mammaire a été l'introduction de prothèses en gel de silicone par CRONIN et GEROW en 1963.[27] L'utilisation de la prothèse était d'abord dans les cas de reconstruction secondaire jusqu'en 1971 où SNYDERMAN[28] a décrit l'utilisation d'une prothèse immédiatement lors de la mastectomie. C'est à RADOVAN[29] qu'on doit la description des expanseurs tissulaires et leur utilisation en reconstruction post-mastectomie.

L'évolution à long terme de ces techniques de reconstruction par expanseurs/prothèses mammaires n'étant pas toujours optimale du point de vue esthétique, notamment en cas de radiothérapie post-mastectomie, certains auteurs se sont tournés vers des techniques de reconstruction autologue.[30] Le lambeau musculo-cutané du grand dorsal fut d'abord redécouvert en 1977 avec prothèse d'abord, puis sans prothèse. Fin des années 1970, d'autres sources de tissu autologue ont été utilisées. ROBBINS[31], en 1979, a décrit un lambeau musculo-cutané abdominal à orientation verticale, pédiculé. En 1982, HARTRAMPF[32] a décrit l'utilisation du TRAM (transverse rectus abdominus muscle flap) pour la reconstruction mammaire. Pendant les vingt années suivantes, de nombreux travaux anatomiques ont étudié la vascularisation de cette région et l'essor de la microchirurgie a permis dans les années 1980 et 1990 d'abord l'utilisation de ce TRAM en lambeau libre, utilisant une palette musculaire. Ensuite, les lambeaux perforants, DIEP, S-gap sont devenus de plus en plus fréquents.

D'un point de vue esthétique, il est important de comparer les résultats d'un traitement conservateur et d'une mastectomie avec reconstruction immédiate ou différée. Les résultats des reconstructions post-mastectomie, que ce soit par implants ou par lambeaux, ont été largement améliorés ces 30 dernières années.

A l'heure actuelle, si on considère le nombre de cas de reconstructions réalisées dans le monde, même s'il y a une augmentation progressive du nombre de reconstructions par tissus autologues, les reconstructions par prothèse restent les plus fréquentes. Ces prothèses peuvent être utilisées soit immédiatement lors de la mastectomie (reconstruction mammaire immédiate), soit de façon secondaire (reconstruction mammaire secondaire). Fréquemment, lors de reconstructions mammaires immédiates, ce sont les expanseurs temporaires ou permanents qui sont utilisés. Ces techniques sont bien codifiées du point de vue technique chirurgicale, de mise en place, de processus de remplissage et des interactions avec les traitements complémentaires. A titre d'illustration, deux cas cliniques sont présentés ci-après (Figure 1.4 et Figure 1.5). Dans ces techniques d'expansion tissulaire, la biomécanique cutanée a été peu étudiée. Nos travaux sur ce sujet ont concerné la mise au point de l'étude biomécanique par cutomètre au niveau des zones cutanées saines ainsi qu'une application dans la reconstruction mammaire.[33-34]

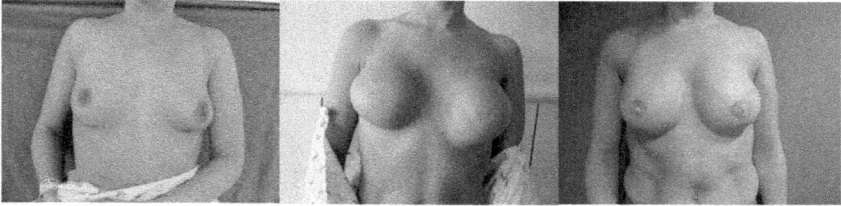

Figure 1.4 Reconstruction par expanseur : patiente de 37 ans, présence de microcalcifications au niveau du quadrant supéro-externe gauche, biopsie mettant en évidence un carcinome canalaire in situ - seins de petit volume, décision de mastectomie avec reconstruction immédiate – antécédents familiaux majeurs de cancer du sein, décision de double mastectomie avec reconstruction mammaire immédiate par expanseur. 1. Préopératoire – 2. Fin de l'expansion tissulaire – 3. Prothèses anatomiques définitives – reconstruction aréolo-mamelonnaire.

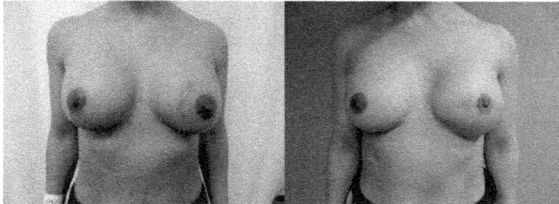

Figure 1.5 Patiente de 44 ans, porteuse de prothèses mammaires, présentant une tumorectomie gauche nécessitant un complément de mastectomie pour carcinome canalaire infiltrant non réséqué primitivement en marges saines. 2. Résultat après mastectomie, mise en place de l'expanseur, remplacement de cet expanseur par une prothèse définitive et reconstruction de la plaque aréolo-mamelonnaire par lambeau local et tatouage.[35]

1.5 Chirurgie oncoplastique

A l'heure actuelle, la chirurgie oncoplastique s'intègre dans le traitement chirurgical du cancer du sein. Il s'agit d'une prise en charge multidisciplinaire impliquant le chirurgien oncologue chargé de la résection tumorale et le chirurgien plasticien chargé du remodelage glandulaire ou d'éventuels lambeaux locaux.

C'est à AUDRETSCH qu'on doit le terme de chirurgie oncoplastique, présenté pour la première fois au « Annual Symposium on Breast Surgery and Body Contouring » de Santa Fe en août 1993 et publié l'année suivante.[36-37]

Au départ, la chirurgie oncoplastique concernait les séquelles mammaires après traitement conservateur. Ce n'est que par la suite qu'elle est devenue une alternative intéressante lors de la chirurgie initiale en même temps que la résection tumorale. Comme AUDRETSCH le rappelle dans l'introduction du livre de Albert LOSKEN et Moustapha HAMDI[38], des termes comme quadrantectomie esthétique, technique de « round block diagnostic », mammaplastie de réduction tumorale du pôle inférieur et réduction de la tumeur centrale définissent les racines de la chirurgie oncoplastique. Pour sa part, John BOSTWICK avait introduit en 1996 le terme TSIR (tumor specific immediate reconstruction)[38] pour couvrir l'ensemble des techniques disponibles dans les reconstructions partielles et totales. Dans ce travail, nous entendons par chirurgie oncoplastique les techniques de chirurgie plastique utilisées dans les cas de traitement conservateur du cancer du sein.

Le principe fondamental est que cet apport de techniques plus sophistiquées de traitement conservateur ne doit en aucune manière interférer avec l'initiation de traitements complémentaires comme la radiothérapie et la chimiothérapie. Par ailleurs, comme Monsieur JOURDAIN faisait de la prose sans le savoir, certains dès le début des années 1980 faisaient de la chirurgie oncoplastique sans parler de chirurgie oncoplastique. Il faut rendre le mérite à Jean-Yves PETIT[39-41] à l'aube des années 1980, puis aux équipes de Krishna CLOUGH et Jean BARUCH[42], d'avoir montré que les techniques de chirurgie oncoplastique diminuaient l'incidence des berges envahies par l'augmentation de la taille de ces marges et l'augmentation du volume de résection.[43-44] Dès cette époque, le pourcentage de traitements secondaires par mastectomie a diminué. Enfin, CLOUGH dès 1998 a établi des critères de sélection des techniques chirurgicales en fonction de la taille du défect et de celle du sein.[45]

CHAPITRE 2

Séquelles des traitements conservateurs

2.1 Introduction

Depuis les travaux de FISHER et VERONESI, le traitement conservateur est le traitement de référence du cancer du sein. Il peut cependant comporter des séquelles morphologiques, dans 15 à 20 % des cas.[46] DELAY[47], en 2008, a fait le point sur ce sujet. Il convient cependant de rappeler la physiopathologie des séquelles qui peuvent être liées à la patiente, à la tumeur, au traitement et à l'évolution chronologique.

2.2 Facteurs liés la patiente

Les facteurs liés à la patiente sont principalement la consommation de tabac, la surcharge pondérale, le diabète et autres affections vasculaires, le volume mammaire important ou trop faible. En effet, avec une hypertrophie mammaire, comprenant principalement une composante adipeuse, une irradiation du tissu graisseux entraîne plus de sclérose qu'une irradiation glandulaire avec des résultats moins bons. A contrario, des seins trop petits peuvent être la cause de mauvais résultats dans la mesure où le volume résiduel n'est pas suffisant pour remodeler le sein de manière satisfaisante.[48]

2.3 Facteurs liés à la tumeur

La tumeur a aussi une importance, d'une part liée à son volume, mais aussi à sa localisation. Plus la tumeur est volumineuse, plus la perte de substance est importante. Plus l'exérèse de la tumeur entraîne une perte de substance importante, plus les résultats esthétiques seront décevants avec des asymétries plus marquées.[49] La localisation de la tumeur au niveau des quadrants inférieurs est un facteur de risque, car pouvant entraîner un sein restant qui bascule au-dessus des quadrants inférieurs vidés et rétractés. De la même manière, une tumeur localisée au niveau du quadrant supéro-externe peut entraîner comme séquelle une rétraction de plaque aréolo-mamelonnaire en haut et en dehors.

2.4 Facteurs liés au traitement

Parmi les facteurs liés au traitement, la chirurgie est à l'origine des mauvais résultats dans plus de 50 % des cas et non la radiothérapie.[50] Pour DEWAR et al[51], la réalisation d'un curage axillaire n'influence pas le résultat esthétique pour autant que celui-ci se fasse par une incision distincte de la tumorectomie. Toutefois, plus que la voie d'abord, c'est le rapport volume excisé/volume du sein qui est le facteur prédominant par rapport à des risques de séquelles esthétiques.[52-53] Pour COCHRANE[48], plus de 80 % des patientes sont très satisfaites si le volume réséqué est inférieur à 10 %, et seulement 37 % si ce volume est plus grand que 10 %. Les effets délétères de la radiothérapie sont également bien connus, notamment atrophie et fibrose cutanée.[54] Les séquelles de radiothérapie sont surtout visibles après un an et évoluent pendant les premières années avant une stabilisation.[55] Par contre, la littérature est plus ambivalente concernant les types de surdosage du lit tumoral et leurs conséquences du point de vue esthétique, que ce soit une curiethérapie ou une supplémentation par un surdosage par électrons.[52]

Une étude indienne de 1993 a évalué l'importance des paramètres liés à la radiothérapie sur les résultats esthétiques d'un traitement conservateur sans oncoplastie.[56] Sur une série de 289 patientes, pour laquelle ils obtiennent 79 % de résultats excellents à bons, 12 % de résultats moyens et 9 % de résultats mauvais, une analyse multivariée montre qu'une dose élevée par fraction (p = 0.017) et l'utilisation d'électrons comme Boost au niveau du lit tumoral (p = 0.001) s'avèrent significatives. Si on exclut un traitement de Boost par électrons, c'est la dose élevée du Boost (p = 0.043) qui est significative. TOUBOUL[57], en 1995, s'est également intéressé à l'influence du type de Boost par rapport à l'implant à l'iridium 192 concernant le contrôle local et le résultat esthétique. Il s'agissait de traitement conservateur sans chirurgie oncoplastique. Dans ses conclusions, sur les 284 patientes disponibles pour le suivi esthétique, il rapporte 24.5 % de résultats excellents, 47 % de bons, 26.5 % de moyens et seulement 2 % de mauvais, en prenant comme référence les critères de HARRIS[54] (voir Section 14.2).

Ces études anciennes sont affinées par des publications plus récentes. Ainsi BUDRUKKAR[58], en 2007, a étudié sur une période de 20 ans plus de 1000 patientes avec des cancers du sein de stade I ou II avec traitement conservateur et une population de patientes divisée en 3 groupes pour les Boost :

- groupe A : brachythérapie à faible dose (383 patientes),
- groupe B : brachythérapie à haute dose (153 patientes),
- groupe C : source d'électrons en 6 fractions (460 patientes).

Dans cette série, il considère les résultats esthétiques bons et excellents dans plus de 77 % des cas, aggravation du résultat esthétique chez 11.5 % des patientes, similaires quel que soit le type de Boost, mais avec des séquelles modérées à sévères plus importantes dans le groupe B (22 %) que dans le groupe A (12 % ; p = 0.002) et de 9 % dans le groupe C (p < 0.0001).

Les résultats esthétiques se dégradent au cours du temps, avec un taux de 58 % considérés comme excellents à cinq ans, mais de 34 % seulement à dix ans.[51] Une illustration de cette dégradation du résultat esthétique au cours du temps est représentée dans la Figure 2.1.

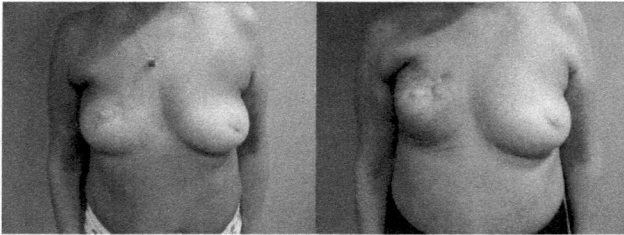

Figure 2.1 Patiente de 59 ans, traitement conservateur avec radiothérapie pour lésion supéro-interne du sein droit. Absence de chirurgie oncoplastique concomitante à la réalisation du traitement conservateur. 1re photo (gauche) : résultat postopératoire à 10 mois. 2e photo (droite) : résultat postopératoire à 26 mois.

2.5 Séquelles morphologiques et esthétiques

Celles-ci peuvent être d'importance variable, de mineure à élevée, comprenant des asymétries mammaires, des déformations ou amputations de la plaque aréolo-mamelonnaire, des altérations cutanées, des rétractions cicatricielles. Vu la diversité de ces types de séquelles, une classification semblait utile et il revient à CLOUGH d'avoir établi dans plusieurs travaux une classification descriptive, mais proposant également des options thérapeutiques. Cette classification a fait l'objet d'améliorations successives et CLOUGH a d'abord décrit en 1998[45], puis en 2004[59] une classification de ces séquelles esthétiques après traitement conservateur, qu'il a dénommée SETC. En 2008[13], il reprend les 150 cas opérés dans son expérience (35 cas publiés en 1998 et 85 cas en 2004 et donc série totale de 150 cas en 2008). Sa classification est basée sur trois groupes de SETC :

-      Type I : le sein traité est de forme normale sans déformation ; l'anomalie est principalement une asymétrie de forme et de volume par rapport au sein controlatéral.

-      Type II : déformation évidente du sein traité associée à l'asymétrie mammaire. Cette déformation est corrigeable en opérant les deux seins sans nécessité de mastectomie.

- Type III : déformation postopératoire majeure du sein et/ou fibrose rétractile massive qui rend impossible une reconstruction partielle ; seule une mastectomie avec reconstruction immédiate peut donner un résultat favorable.

Dans sa casuistique, CLOUGH élimine deux groupes de patientes. D'une part, les patientes qui avaient été adressées pour une correction chirurgicale de traitement conservateur, mais qui en fait présentaient une récidive méconnue, confirmée par un prélèvement préopératoire et traitée par mastectomie, mais également les patientes qui avaient été opérées de séquelles de traitement conservateur et qui ensuite ont montré à l'analyse de la pièce d'exérèse du côté irradié ou sur l'analyse de la résection hétérolatérale une atteinte néoplasique qui a nécessité une mastectomie. CLOUGH détaille ensuite différentes propositions thérapeutiques en fonction du type de séquelles. Il remarque également que le délai entre le traitement conservateur et la reconstruction pour séquelles est très variable, avec un délai médian de 87 mois et des extrêmes de 10 à 318 mois.

Dans sa conclusion de propositions thérapeutiques en fonction du type de séquelles, il énumère les techniques suivantes :

- Traitement des SETC de type I. Dans les cas d'asymétrie des suites d'un traitement conservateur, CLOUGH insiste sur le risque d'une prothèse du côté irradié (Figure 2.2). En effet, il y a un risque net d'asymétrie majorée en fonction de l'évolution différente dans le temps entre sein irradié et non irradié, mais également, le risque de nécrose cutanée et glandulaire en terrain irradié lui fait conclure en une intervention à risque à n'utiliser que dans des cas sélectionnés. Il propose en alternative, en cas d'hypotrophie mammaire après un traitement conservateur, le lipomodelage avec les réserves d'usage (difficultés de suivi mammographique, augmentation du risque de récidive locale, évolution à long terme).

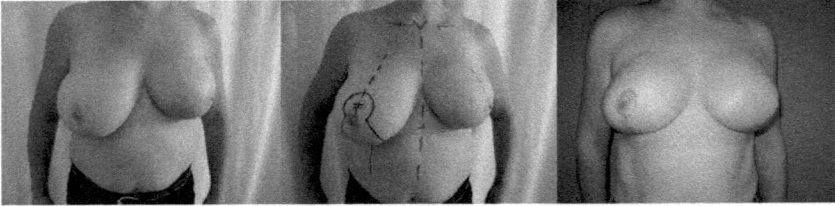

Figure 2.2 Patiente de 66 ans. Traitement conservateur à gauche pour carcinome canalaire infiltrant, avec traitement complémentaire par radiothérapie et curiethérapie en 2007. Résultat morphologique satisfaisant du sein traité, mais hypertrophie du sein hétérolatéral. Réduction de symétrisation droite de 330 g, résultat postopératoire à 3 mois.

- Traitement des SETC de type II. Dans ce type de séquelle, le geste est le plus souvent bilatéral (91 % dans l'étude de CLOUGH[13]). Mais le geste du côté du traitement conservateur est complexe. Il peut être soit un déplacement de la glande irradiée, soit un lambeau musculo-cutané, soit un lipomodelage. Le lambeau musculo-cutané est le choix idéal, mais souvent refusé par les patientes en fonction de la lourdeur dans le cadre d'un traitement conservateur (Figure 2.3).

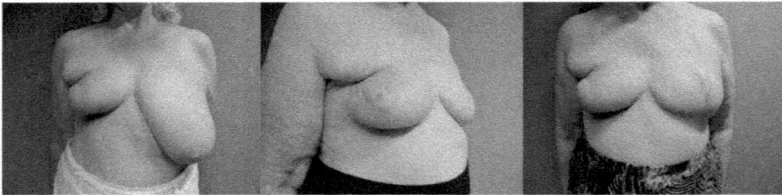

Figure 2.3 Patiente de 77 ans pour laquelle un lambeau est nécessaire pour une reconstruction à droite, mais la patiente souhaite, en fonction de son âge, simplement une symétrisation.

- Traitement des SETC de type III. Ces patientes, qui représentent peu de cas dans son étude[13], ont bénéficié d'une mastectomie avec reconstruction immédiate par lambeau musculo-cutané (grand dorsal ou TRAM).

L'ensemble de ces modifications morphologiques et esthétiques a souvent été négligé. Au début de l'application large du traitement conservateur, les premières études montraient des résultats satisfaisants en ce qui concerne l'appréciation par les patientes, les chirurgiens généraux et les radiothérapeutes, même si les plasticiens étaient plus réservés.[60] L'équipe de MATORY a étudié 57 patientes de 1984 à 1988, qui ont bénéficié d'un traitement conservateur, avec des défects de 2 sur 1 cm jusqu'à 15 sur 8 cm. Le protocole suivi était le protocole NSABP Protocol B-06. Lorsque ces auteurs ont étudié les facteurs chirurgicaux qui contribuaient aux résultats inesthétiques, on notait la taille de la résection par rapport à la taille du sein, la localisation de la tumeur, l'orientation de la résection et l'orientation et l'extension de la dissection axillaire. Le résultat esthétique le plus disgracieux était considéré par les auteurs comme le déplacement de la plaque aréolo-mamelonnaire et la perte de la forme conique du sein. Les auteurs s'intéressaient aussi aux facteurs liés à la radiothérapie pour les mauvais résultats esthétiques : la dose totale, l'utilisation d'une radiation supplémentaire, des champs se recoupant et une chimiothérapie associée. Pour les patientes, les éléments déterminant de la perte d'un résultat esthétique étaient la perte de volume, le déplacement de l'aréole, les télangiectasies et l'induration du sein.

Cependant, d'autres auteurs étaient moins positifs que l'équipe de MATORY et notamment PEARL et WISNICKI.[61] Dans un de leurs premiers articles qui étudiaient l'aspect esthétique du traitement conservateur, les auteurs étaient plutôt favorables à une mastectomie et une reconstruction correcte et considéraient même que le traitement conservateur sans déformation esthétique était un leurre ! Au niveau carcinologique, ces auteurs évoquaient aussi comme inconvénient du traitement conservateur avec la radiothérapie, le taux de récidive locale ou les ulcères chroniques. Ils citaient cependant un article assez intéressant de COOPERMAN et DINNER[62] datant de 1978 où un lambeau rhomboïde de LINDBERG était utilisé initialement pour minimiser la distorsion du sein. Toutefois, PEARL considérait que ce type de lambeau entraînait des rançons cicatricielles importantes. Leurs conclusions étaient pessimistes, selon lesquelles ils soumettaient l'idée que le traitement conservateur pouvait dans certains cas entraîner des résultats totalement inacceptables du point de vue esthétique et qu'ils entraînaient des interventions chirurgicales ultérieures.

En 1995, TAYLOR et al. ont évalué les séquelles esthétiques chez plus de 448 patientes après un traitement conservateur effectué entre 1969 et 1990.[49] De façon générale, 87 % des patientes évaluaient leur résultat esthétique comme excellent ou bon. Une analyse statistique a cependant montré une plus faible proportion de résultat esthétique excellent lié à l'âge de la patiente, au statut post-ménopausal, à la race noire et à la taille de la tumeur (T2). Les facteurs chirurgicaux relevés étaient un volume de résection supérieur à 100 cm³ et une surface de plus de 20 cm² de peau réséquée.

2.6 Séquelles sensitives ou douloureuses

DELAY, depuis plus de quinze ans, s'intéresse à l'aspect de la sensibilité des seins dans le cadre de la reconstruction mammaire notamment. Si l'existence de ces troubles est multifactorielle (chirurgie, radiothérapie et psychologique), il importe de ne pas les négliger. On peut les améliorer par une rééducation sensitive.[63] Pour les séquelles plus douloureuses, d'autres thérapeutiques sont utiles comme des traitements à visée antineuropathique, mais aussi des traitements locaux tels la neurostimulation cutanée par exemple.[64]

2.7 Séquelles psychologiques

Comme les séquelles esthétiques du traitement conservateur du sein, les séquelles psychologiques ne sont pas négligeables. Elles doivent être intégrées dans l'ensemble de la problématique du cancer du sein et sortent du cadre de ce travail.

2.8 Séquelles radiologiques

Les séquelles radiologiques sont fréquentes.[65] Il est important de discerner entre une évolution dite normale et une éventuelle récidive. Ces modifications d'imagerie sont bien codifiées et sortent également du cadre de ce travail.

CHAPITRE 3

Techniques de réduction mammaire

3.1 Introduction

De nombreuses techniques ont été décrites pour la réduction mammaire.[66] Certaines sont connues sous le nom du chirurgien qui les a développées. Parfois, ces techniques diffèrent sur quelques points, entraînant de ce fait une confusion dans la comparaison des résultats. D'une façon générale, on se base sur les quatre grands principes de la réduction mammaire : (1) préserver la vascularisation de la plaque aréolo-mamelonnaire ; (2) enlever le parenchyme en excès ; (3) enlever l'excès cutané ; (4) remodeler le sein.

3.2 Principes de base

Les différentes variantes de réduction mammaire peuvent être analysées suivant les modalités techniques de leur réalisation.

3.2.1 Vascularisation de la plaque aréolo-mamelonnaire

Puisque la vascularisation de la plaque aréolo-mamelonnaire (PAM) présente des origines différentes et redondantes, presque n'importe quel pédicule peut être taillé pour maintenir la viabilité de la PAM après une réduction mammaire. Ce sont les connaissances de ces différents pédicules qui permettront, en chirurgie oncoplastique, de choisir la bonne technique en fonction de la localisation de la tumeur et des tissus réséqués, autorisant ainsi une vascularisation de la PAM qui est sûre en fonction du niveau de résection. On décrit ainsi des techniques à pédicule inférieur, supérieur, latéral, supéro-médian, central, bi-pédiculé vertical, bi-pédiculé horizontal, etc. Parfois, dans des ptoses importantes accompagnant des hypertrophies importantes, la sécurité vasculaire nécessite le prélèvement de la PAM comme une greffe de peau totale, un remodelage cutané et la fixation de la PAM en greffe libre (méthode de THOREK).[67]

3.2.2 Excision du parenchyme en excès

Une fois que le pédicule a été repéré, le tissu mammaire en excès est enlevé autour du pédicule classiquement dans une forme de fer à cheval centrée autour du pédicule. Le plus souvent, c'est une résection en bloc avec parfois des résections complémentaires.

3.2.3 Réduction de l'enveloppe cutanée

Puisqu'il faut adapter l'enveloppe cutanée au nouveau du volume du sein, plus réduit, l'enveloppe cutanée doit être réduite également. Différentes techniques ont aussi été décrites dont la plus fréquente est la technique en T inversé, mais il existe aussi des techniques avec uniquement des cicatrices péri-aréolaires ou péri-aréolaires et verticales, qui réduisent la rançon cicatricielle.

3.2.4 Remodelage du sein

Le remodelage du sein réduit peut impliquer de nombreux détails techniques depuis le simple redrapage cutané jusqu'à des lambeaux internes du sein plus sophistiqués, des sutures internes, la réalisation de piliers ou même l'application de support interne (plaque de titane, derme artificiel,...).

3.3 Classification des techniques

En fonction de ces principes de base, deux grandes techniques peuvent être décrites : la méthode avec une cicatrice résiduelle en T inversé (méthode utilisant le Wise pattern) et la réduction mammaire à cicatrice verticale.

3.3.1 Méthode de Wise pattern en T inversé

La procédure de Wise pattern en T inversé est la plus fréquemment utilisée aux Etats-Unis où elle est basée sur un pédicule inférieur (Figure 3.1).

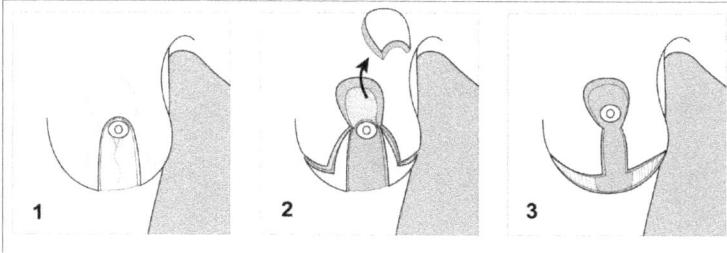

Figure 3.1. Technique à pédicule inférieur

En Europe, le T inversé est également répandu, mais principalement sur un pédicule supérieur (Figure 3.2).

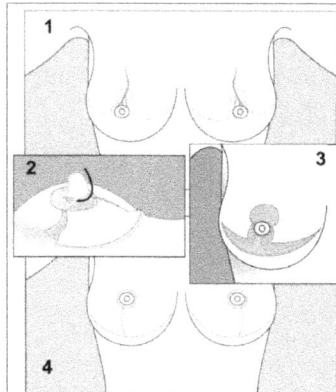

Figure 3.2. Technique à pédicule supérieur

La méthode principalement utilisée dans nos techniques de réduction mammaire est la technique à pédicule supéro-interne, avec une rotation de 90 degrés de la plaque aréolo-mamelonnaire dans le sens horaire au niveau du sein droit, antihoraire au niveau du sein gauche (Figure 3.3).

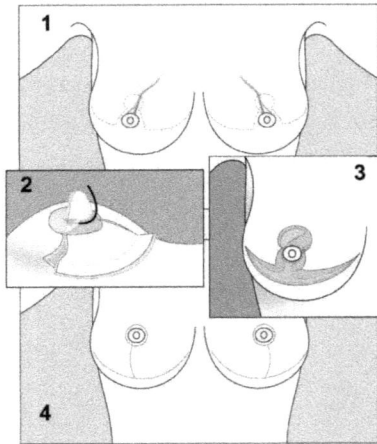

Figure 3.3. Technique à pédicule supéro-interne

3.3.2 Réduction mammaire à cicatrice verticale

Cette procédure décrite notamment par LASSUS[68] et LEJOUR[69] basée sur un pédicule supérieur ou supéro-médian et utilisant un pattern de résection cutanée elliptique vertical, permet la suture des piliers internes et médians du sein créés pendant la dissection pour stabiliser la glande. Ce n'est pas la résection cutanée qui détermine la forme et la stabilité de la glande, mais la suture des piliers (Figure 3.4).

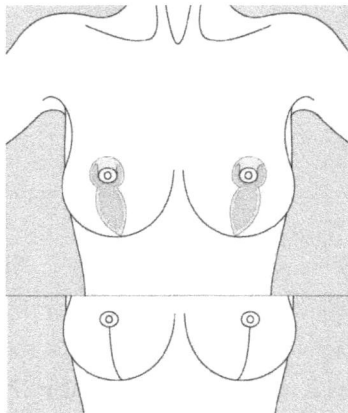

Figure 3.4. Technique à cicatrice verticale

3.4 Avantages et complications

Si les avantages de la réduction mammaire sont connus à la fois du point de vue fonctionnel et esthétique[70-71], il est utile de rappeler les différentes complications. En effet, ces complications, parfois sans conséquences dans une réduction mammaire classique, ont davantage d'impact lors d'une réduction mammaire thérapeutique dans le cadre d'un traitement conservateur, puisque ces complications peuvent potentiellement retarder l'initiation du traitement adjuvant (radiothérapie et chimiothérapie – voir Chapitre 12). On peut classer les complications en complications immédiates ou secondaires.

3.4.1. Complications immédiates

Parmi les complications immédiates, l'hématome peut varier depuis la simple ecchymose jusqu'à une hémorragie brutale dans les 24 à 48 premières heures nécessitant une reprise chirurgicale sous anesthésie générale, identification de la source de saignement et nouveau drainage. Le sérome est probablement plus fréquent mais n'entraîne pas de conséquences chirurgicales importantes si ce n'est un œdème plus long et parfois asymétrique. Les complications immédiates les plus fréquentes sont les retards de cicatrisation que ce soit au niveau des jonctions des sutures par exemple à la jonction du T inversé, ou lors d'une plicature cutanée intense au niveau de la partie inférieure de la cicatrice verticale. Une attention particulière doit être portée à la survie de la plaque aréolo-mamelonnaire car une nécrose à cet endroit entraîne une modification de l'aspect de l'aréole et du mamelon, mais également des troubles de sensibilité à ce niveau. Les nécroses de la plaque aréolo-mamelonnaire sont peu fréquentes actuellement et rarement totales. Elles sont surtout le fait des seins volumineux pour lesquels à ce moment-là, une technique de THOREK est peut-être préférable ou chez des patientes fumeuses, diabétiques ou obèses. En ce qui concerne l'infection, l'infection franche est rare, mais plutôt liée à des problèmes d'élimination de fils résorbables sous-cutanés qui entraînent de petits écoulements. Lorsque ceux-ci sont confluents, un retard de cicatrisation plus important peut arriver, et le plus souvent traité de façon conservatrice.

3.4.2. Complications secondaires

Les complications secondaires concernent principalement les cicatrices et la forme du sein. Les cicatrices peuvent être hypertrophiques, voire chéloïdes notamment au niveau des prolongements internes et externes des sillons sous-mammaires dans les techniques à cicatrice en T inversé. Le problème de la cicatrice verticale mal réalisée est le débord de la cicatrice sous le sillon sous-mammaire. Les problèmes de forme peuvent concerner à la fois une absence de symétrie satisfaisante en postopératoire, une dystopie de la plaque aréolo-mamelonnaire, une insuffisance de résection qui entraîne souvent une récidive de la ptose. On note également des « oreilles excessives » (godrons) quelle que soit la technique, verticale ou en T inversé.

Certains auteurs s'interrogent sur l'impact éventuel des complications des réductions mammaires dans la possibilité de leur réalisation en hôpital de jour. Un article publié en 2014 a comparé la réduction mammaire en hospitalisation à la même procédure en hôpital de jour ; sur plus de 100 patientes, le taux de complications, qu'elles soient chirurgicales ou anesthésiologiques (par exemple, nausées et douleurs), était comparable, démontrant ainsi la sécurité de l'intervention en hôpital de jour.[72]

Les différentes complications liées à la réduction mammaire ont fait l'objet d'une méta-analyse par DAANE [73] dont un tableau récapitulatif est repris à la Table 3.1.

Table 3.1 Fréquence (%) des complications rapportées dans la méta-analyse de DAANE[73] (modifié)

Complication	Pitanguy N = 2822	Skoog N = 149	Mandrekas N = 371	Bolger N = 300	Lejour	
					Avec lipoaspiration N = 85	Sans lipoaspiration N = 135
Nécrose glandulaire/ déhiscence	-	1.3	5.4	2.0	8.2	1.5
Problèmes cutanés/ Retard de cicatrisation	3.8	6.9	0.3	6.2	11	2.2
Hématome/ Sérome	0.4	2.5	0.3	1.2	14	9.6
Problème aréolaire/ Nécrose de mamelon	0.9	1.3	0.8	-	1.1	0.7
Cicatrice disgracieuse/ hypertrophique	1.4	4.4	3.3	-	-	-
Ptose secondaire	-	1.3	0.3	1.5	-	-
Modification sensation du mamelon/du sein	-	-	1.3	2.3	-	-
Cancer occulté	1.5	-	0.5	-	-	-
Embolie pulmonaire	-	-	-	0.4	-	-
Total par auteur	6.5	17.7	11.4	13.6	22.2 (11.2% des seins)	

Certains auteurs se sont intéressés à l'existence de facteurs de risque significativement impliqués dans les retards de cicatrisation, les infections des sutures et les réinterventions. Une analyse univariée et multivariée sur plus de 2700 patientes[74] a montré que la consommation de tabac et l'IMC (notamment l'IMC supérieur à 40) étaient principalement associés à de mauvais résultats de la réduction mammaire.

CHAPITRE 4

Réduction mammaire thérapeutique

4.1 Introduction

Au préalable, il nous semble utile de préciser les techniques actuelles de tumorectomie. Celles-ci se font par des abords bien codifiés en fonction de la localisation de la tumeur et via les incisions de la future plastie lorsqu'un geste oncoplastique est prévu (Figure 4.1).

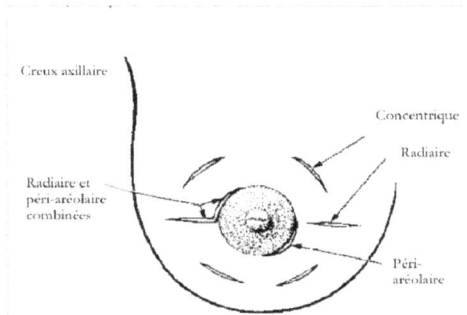

Figure 4.1 Abords chirurgicaux dans les tumorectomies

La tumorectomie est effectuée depuis le tissu sous-cutané et descend jusqu'à l'aponévrose du grand pectoral qui est emportée (Figure 4.2 et Figure 4.3). Il faut également rappeler l'importance fondamentale de la collaboration entre chirurgien oncologue et chirurgien plasticien dans cette intervention. C'est en effet le chirurgien oncologue qui effectue la résection de la tumeur ainsi que les éventuels prélèvements des ganglions sentinelles et/ou curage axillaire. La tumorectomie est réalisée en s'inscrivant au niveau cutané dans les schémas de la future plastie mammaire et nécessite dès lors une coordination parfaite des deux intervenants.

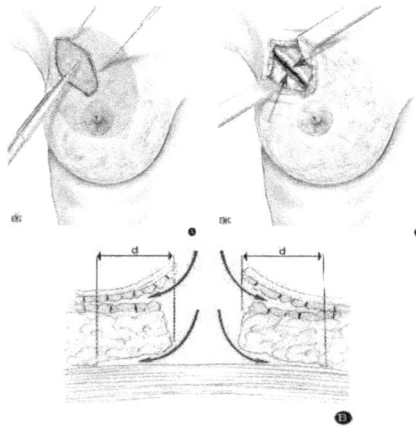

Figure 4.2 Schéma de tumorectomie

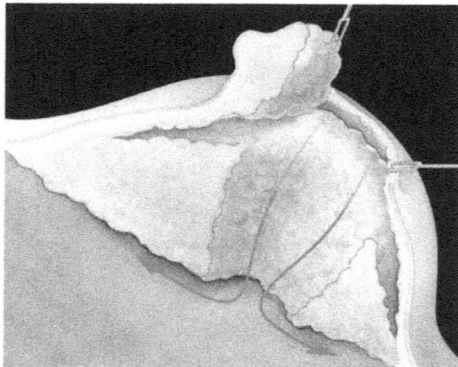

Figure 4.3 Schéma de tumorectomie

4.2. Techniques et classification de MUNHOZ

En 2014, MUNHOZ a publié une mise au point concernant les grands principes de la réduction mammaire thérapeutique dans les cancers du sein.[75] Sur un total de 1300 articles potentiels, 77 ont constitué la base de sa revue. Il rappelle en préliminaire que la réduction mammaire thérapeutique permet de combiner une exérèse et une amélioration immédiate de l'aspect final du sein, permet une excision plus large de la tumeur avec un volume moyen supérieur et réduit potentiellement l'envahissement des marges. Il cherche à démontrer que les avantages principaux de la technique incluent une reproductibilité, une interférence la plus basse possible avec le traitement oncologique et de bons résultats à long terme. Il rappelle aussi qu'il s'agit d'une technique fiable car, vu la vascularisation tissulaire riche du sein, la plupart des réductions mammaires thérapeutiques basent leur planning préopératoire sur la préservation du pédicule de la plaque aréolo-mamelonnaire après la résection tumorale. Il signale aussi que cette technique de réduction mammaire diminue la difficulté concernant l'application d'une radiothérapie postopératoire puisqu'il y a moins de tissus résiduels.[76-77] Le timing de la reconstruction a beaucoup d'importance et notamment la réduction mammaire immédiate, c'est-à-dire en même temps que l'exérèse de la tumeur, par rapport à une reconstruction secondaire.[59,78] Un autre avantage de cette réduction mammaire thérapeutique est l'obtention de marges de résection plus grandes.[43]

Cependant, malgré ces avantages, il reconnaît certains aspects négatifs à la réduction mammaire thérapeutique immédiate, notamment une chirurgie parfois plus longue et demandant des connaissances techniques supplémentaires par rapport à un traitement conservateur standard ; d'autre part des difficultés pour obtenir une forme de sein satisfaisante au moment de la réduction mammaire thérapeutique immédiate dans la mesure où l'évolution du sein irradié est parfois moins favorable que celle du sein non irradié. On pourrait imaginer d'attendre la stabilisation du sein irradié avant d'effectuer une symétrisation.

Enfin, en théorie, certaines complications d'une réduction mammaire thérapeutique immédiate pourraient retarder la thérapie adjuvante.[79-80,59] Ce problème du retard par rapport à la radiothérapie et la chimiothérapie postopératoires sera abordé au Chapitre 12. MUNHOZ conclut qu'il n'y a pas d'éléments significatifs dans la littérature affirmant que la réduction mammaire thérapeutique immédiate n'est pas suffisamment sûre. Plus récemment, KAHN lui-même conclut que la chirurgie oncoplastique du sein ne conduit pas à un délai dans l'initiation du traitement adjuvant par chimiothérapie.[81] Au Chapitre 2, on a souligné l'intérêt d'une classification topographique des séquelles afin de déterminer quelles étaient les meilleures techniques de reconstruction. Mutatis mutandis, cette classification prend également tout son sens dans le cadre des réductions mammaires thérapeutiques et MUNHOZ[75], sur base de quinze années d'expérience, a développé un algorithme pour une chirurgie oncoplastique immédiate basée sur le volume du sein initial, la nécessité de résection du tissu glandulaire et le tissu résiduel disponible (Figure 4.4). Ce sont principalement les types II et III A-B-C qui sont le plus redevables d'une réduction mammaire thérapeutique.

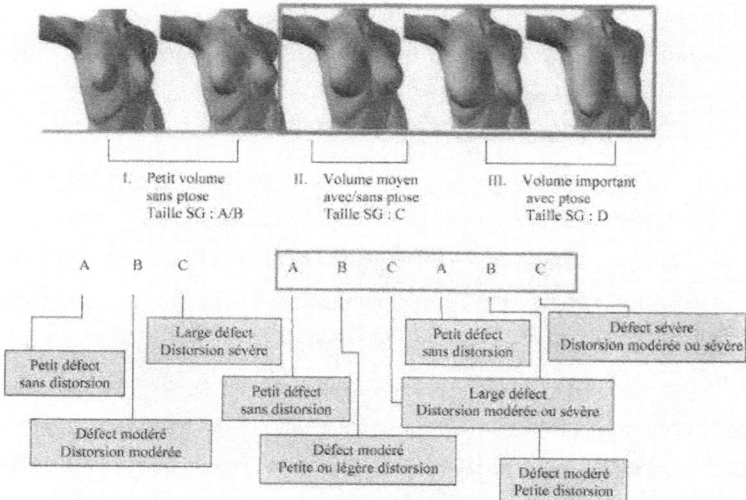

Figure 4.4 Algorithme pour une chirurgie oncoplastique immédiate basée sur le volume du sein initial, la nécessité de résection du tissu glandulaire et le tissu résiduel disponible (selon MUNHOZ).75

4.3 Techniques à pédicule supérieur

Dans la pratique courante, MUNHOZ utilise dans plus de 90 % des cas de réduction mammaire thérapeutique[82] une technique à pédicule supéro-externe pour des tumeurs situées dans la région interne ou une technique à pédicule supéro-interne pour des tumeurs localisées dans les quadrants externes (Figure 4.5). Il signale que dans des centres avec une équipe chirurgicale entraînée, il est évidemment possible de réaliser les deux côtés au même moment, ce qui permet de réduire le temps opératoire. Cela a comme avantage indirect de faire éventuellement des prélèvements dans le sein hétérolatéral, ce qui dans certains cas peut avoir des indications.[83] La technique de pédicule supéro-médial a été décrite originalement par ORLANDO[84] en 1975 et offre de nombreux avantages en termes de sécurité du pédicule et de résultat esthétique. En effet, le pédicule supéro-médial reçoit sa vascularisation directement des vaisseaux mammaires internes qui sont le pédicule principal chez la majorité des patientes. Ces caractéristiques anatomiques permettent une meilleure vascularisation de la plaque aréolo-mamelonnaire. La quantité de tissu à garder avec le pédicule, indépendamment du volume du sein, dépend aussi des possibilités de rotation de ce pédicule pour donner une projection satisfaisante du sein. Il faut effectivement éviter certains degrés de plicature du pédicule.[85] De plus, Elisabeth HALL-FINDLAY a indiqué qu'il pourrait y avoir une ptose excessive du tissu glandulaire si trop de tissu glandulaire est laissé autour du pédicule. La cicatrice finale est le plus souvent une cicatrice en T inversé, même si certains auteurs utilisent la technique de la verticale pure dans ce type de réduction à pédicule supérieur.[86]

On peut rapprocher cette technique à pédicule supérieur avec, dans certains cas, la mastopexie en beignet décrite par GIACALONE[87] et al en 2007. Sur 127 patientes présentant une tumeur de sein sus-aréolaire, ils décrivent 88 résections standard et 39 mastopexies avec une incision en beignet. Ils concluent que les résultats esthétiques sont meilleurs avec cette variante même si la cicatrice est plus longue. Partant de leurs résultats, ils concluent de façon probablement prématurée qu'un jour, le traitement oncoplastique sera le traitement standard dans le traitement conservateur !

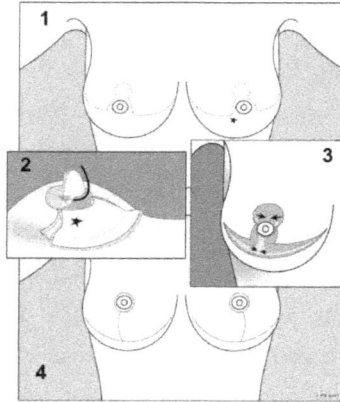

Figure 4.5 Technique à pédicule supérieur

4.4 Techniques à pédicule inférieur

Lorsque les tumeurs sont localisées dans les régions supérieures, on peut évidemment mobiliser le tissu mammaire inférieur dans le défect comme le lambeau glandulaire ou comme dans la réduction mammaire avec pédicule inférieur (Figure 4.6), technique d'abord décrite par RIBEIRO[88] dans les années 1970 et ensuite modifiée par COURTISS et GOLDWYN[89], basée sur la transposition de la plaque aréolo-mamelonnaire sur un lambeau à pédicule dermoglandulaire inférieur. Concernant le pédicule inférieur, celui-ci reçoit sa vascularisation directement des vaisseaux perforants des quatrième, cinquième et sixième espaces intercostaux venant des artères mammaires internes. Différents détails techniques sont importants dans la réalisation des techniques à pédicule inférieur dont notamment la position correcte de la plaque aréolo-mamelonnaire lors du dessin préopératoire, mais aussi la fermeture sans tension pour ne pas entraîner une compression du pédicule inférieur. Idéalement, celui-ci doit se positionner doucement dans le défect.

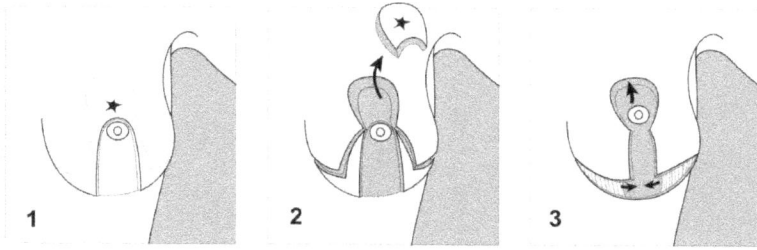

Figure 4.6 Technique à pédicule inférieur

MUNHOZ rappelle la problématique des nécroses graisseuses dans les réductions mammaires thérapeutiques. Cela peut poser un problème de follow-up, mais comme l'a décrit LOSKEN[79], la surveillance postopératoire n'est pas rédhibitoire pour la réalisation de la réduction. D'une part, ces calcifications et nécroses graisseuses sont déjà existantes lors des réductions mammaires en dehors du cadre du cancer du sein, mais aussi ces changements mammographiques peuvent être distingués aisément par les radiologues, ou aidés par des biopsies. Dans cet article de synthèse, MUNHOZ se positionne par rapport à une chirurgie du sein hétérolatéral. Il estime que le fait de faire une symétrisation synchrone est le plus répandu. Il rappelle aussi l'intérêt de cette analyse anatomopathologique de la pièce chirurgicale hétérolatérale, puisque dans sa série, 2.8 % des patientes ont montré un cancer qui n'avait pas été mis en évidence.

4.5 Position de l'équipe de Nottingham

L'équipe de Nottingham (McCULLEY et MACMILLAN) est orientée sur la chirurgie oncoplastique du sein et organise depuis de nombreuses années des congrès scientifiques importants (ORBS – Oncoplastic Reconstructive Breast Surgery) avec de nombreuses publications sur le sujet.[90-93] Leur méthodologie et leur technique chirurgicale en fonction des quadrants atteints par la tumeur sont illustrées par la Figure 4.7 dans laquelle ils envisagent une division du sein en 9 zones.[90] En fonction des différentes zones, ils envisagent deux scénarios, un scénario A avec une tumeur qui se trouve dans une excision classique d'une réduction mammaire de routine et un scénario B où la tumeur est en dehors de cette méthode standard de réduction mammaire.

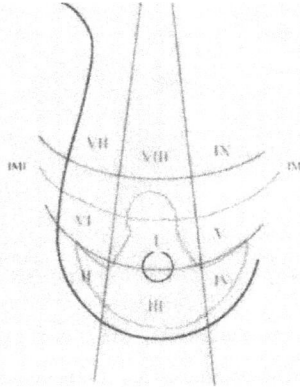

Figure 4.7 Sein divisé en zones90

La Table 4.1 reprend les pédicules les plus fréquents qu'ils utilisent zone par zone et dans chaque scénario, et le pédicule alternatif. Indépendamment du pédicule, l'incision cutanée choisie est influencée par la morphologie du sein et la nécessité d'exciser ou non de la peau à hauteur de la tumeur ainsi que l'accès au site chirurgical.

Table 4.1 Choix du pédicule selon McCULLEY modifié [90]

Zone	Scénario	Pédicule habituel	Pédicule alternatif
I	A ou B	Inférieur	Médial
			Latéral
II	A	Supérieur	Médial
		Sup/médial	Latéral
III	A	Supérieur	Médial
		Sup/médial	Latéral
IV	A	Supérieur	Médial
		Sup-médial	Latéral
V	B	Sup/latéral	Inférieur
		Latéral	Supérieur
VI	B	Sup/médial	Inférieur
		Médial	Supérieur
VII	B	Sup/médial	Inférieur
		Médial	Supérieur
VIII	B	Inférieur	Médial
			Latéral
IX	B	Sup/latéral	Inférieur
		Latéral	Supérieur

4.6 Cas cliniques

Différentes situations cliniques personnelles sont illustrées ci-dessous (Figures 4.8 à 4.13). La technique chirurgicale et les photographies postopératoires sont illustrées par un exemple dans l'Annexe I.

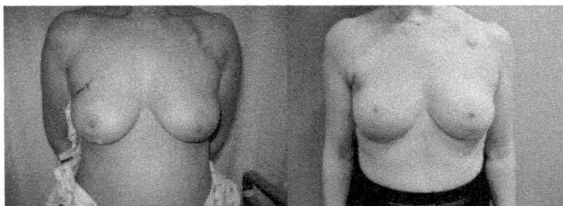

Figure 4.8 Tumeur supéro-externe – pexie - Patiente de 59 ans, seins de bon volume mais légèrement ptosés, tumorectomie supéro-externe droite + pexie droite à pédicule supéro-interne, tumorectomie de 78 g, réduction gauche de symétrisation 82 g, résultat postopératoire à 9 mois.

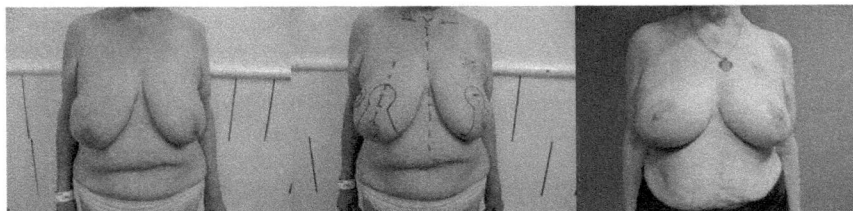

Figure 4.9 Tumeur supéro-externe – réduction - Patiente de 62 ans, seins volumineux et ptosés, tumorectomie de 150 g avec création d'un pédicule supéro-médian – exérèse complémentaire de 45 g au niveau des quadrants externes, symétrisation gauche par pédicule supéro-interne avec résection de 200 g, résultat postopératoire à 3 mois.

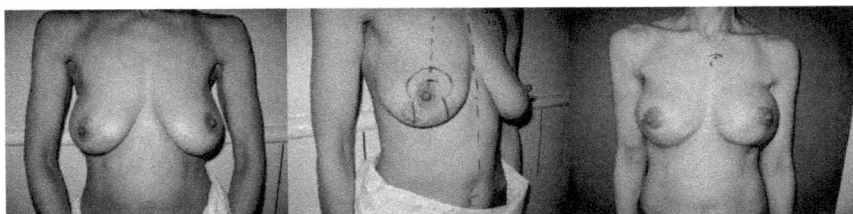

Figure 4.10 Tumeur inféro-externe – pexie - Patiente de 53 ans, seins de volume modéré mais ptosés, résection tumorale sans résection complémentaire du côté du sein droit, pédicule supéro-interne, pexie gauche de symétrisation, résultat postopératoire à 2 mois.

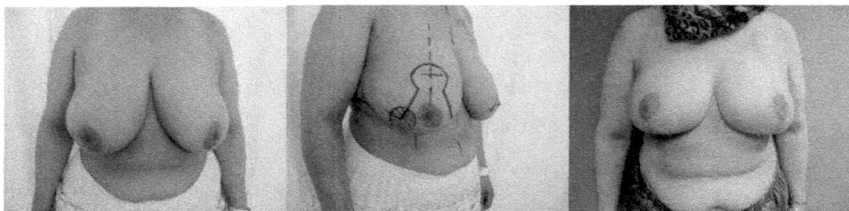

Figure 4.11 Tumeur inféro-externe – réduction - Patiente de 58 ans, seins volumineux et ptosés, tumorectomie, réduction avec pédicule supéro-interne, large tumorectomie de 137 g, exérèse complémentaire homolatérale de 211 g, réduction gauche de symétrisation de 391 g, résultat postopératoire à 3 mois.

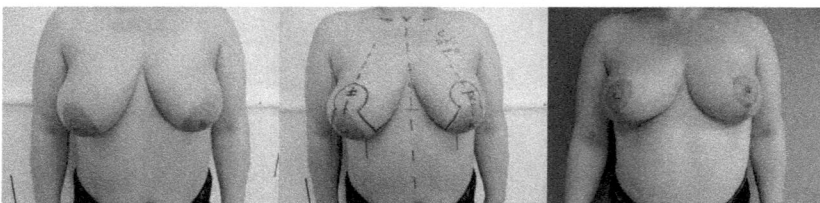

Figure 4.12 Tumeur supérieure, pédicule inférieur. Patiente de 44 ans, tumeur sus-aréolaire gauche, réalisation d'un pédicule inférieur à gauche et d'un pédicule supéro-interne lors de la symétrisation droite, résultat postopératoire à 3 mois.

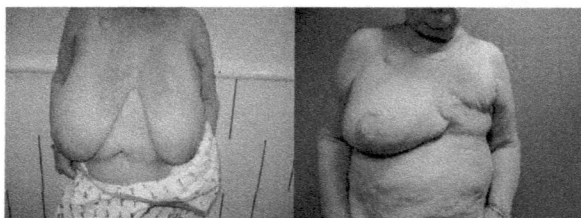

Figure 4.13 Patiente de 71 ans, tumeur sein gauche avec hypertrophie majeure et ptose très importante, mastectomie gauche de 2725 g comprenant une tumeur de 10 cm de diamètre. La patiente ne souhaite pas de reconstruction. Réduction droite de symétrisation de 1835 g par technique de THOREK vu la ptose, résultat postopératoire à 5 mois.

4.7 Reconstruction des lésions centrales

Différentes techniques peuvent être utilisées pour les lésions aréolaires et rétro-aréolaires, depuis une simple excision centrale[94] jusqu'à des techniques de remplacement de volume (par exemple mini-lambeaux de grand dorsal[95]), en passant par des techniques de réduction mammaire thérapeutique uni- ou bilatérale ou, de façon élégante, par un lambeau décrit par GRISOTTI[96] comme illustré dans la Figure 4.14.

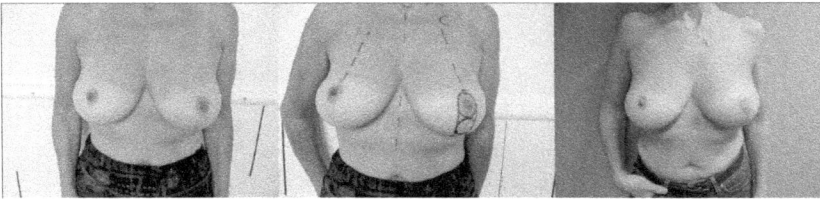

Figure 4.14 Patiente de 57 ans. Tumeur rétro-aréolaire gauche – carcinome lobulaire infiltrant. Tumorectomie avec résection de l'aréole. Réalisation d'un lambeau de GRISOTTI avec reconstruction immédiate du mamelon. Absence de nécessité de symétrisation droite. Résultat postopératoire à 15 mois.

CHAPITRE 5

Techniques de remplacement tissulaire

5.1 Introduction

Nous avons abordé dans le chapitre précédent la chirurgie oncoplastique utilisant le tissu mammaire résiduel pour permettre la reconstruction immédiate. L'élément crucial dans l'utilisation de ces techniques est la disponibilité du tissu mammaire résiduel. Chez des patientes qui ont de petits seins sans ptose, il faut se tourner vers des sources extérieures pour reconstruire le défect tissulaire. Les techniques concernent de simples lambeaux locaux type lambeau rhomboïde ou sous-axillaire jusqu'aux lambeaux perforants pédiculés et/ou libres, en passant par le lambeau classique du muscle grand dorsal. Les transferts graisseux prennent une part de plus en plus importante dans ces méthodes de remplacement. Les différentes techniques sont brièvement exposées ci-dessous, mais s'écartant du cadre du travail, le lecteur est renvoyé aux différentes références citées dans le texte.

5.2 Lambeaux locaux extra-mammaires

5.2.1 Lambeau rhomboïde

Dans le lambeau rhomboïde, la perte de substance est classiquement définie comme un losange et une transposition tissulaire est effectuée, permettant la fermeture de la perte de substance. C'est l'orientation des plans cutanés qui détermine le positionnement du lambeau, l'orientation des cicatrices devant respecter les lignes de relaxation cutanée. Ces lambeaux sont principalement utilisés au niveau des quadrants externes. Il s'agit d'un lambeau d'épaisseur totale avec une vascularisation au hasard, dépendant des plexus dermiques et sous-dermiques. La complication la plus fréquente de ce genre de lambeau est une nécrose partielle de la pointe du lambeau liée à une détérioration de la vascularisation.

5.2.2 Lambeau sous-axillaire

Ce lambeau a d'abord été décrit en 1998 par KROLL et SINGLETARY[97] : le principe est l'utilisation sous forme de lambeau de rotation d'une transposition de la graisse et de la peau sous-axillaire. CLOUGH[98] a aussi étudié ce lambeau et conclu qu'il était le plus indiqué dans les défects modérés des petits seins. Il ajoute que parfois il n'est pas suffisant pour remplacer tout le tissu réséqué, mais néanmoins amène la déformation à un niveau acceptable.

5.3 Lambeau de grand dorsal

Depuis les travaux de TANZINI en 1906 (Section 1.4), le grand dorsal est devenu dans les années 1970 le cheval de bataille des reconstructions mammaires autologues. On attribue à PEARL et WISNICKI[61], en 1985, la première description d'un lambeau musculo-cutané pour reconstruire un sein déformé après une mastectomie partielle et radiothérapie. Différentes variantes ont été décrites depuis lors, que ce soit par des techniques d'incision minimale[99] ou par endoscopie[100]. On attribue à NOGUCHI[101] la première description d'une reconstruction immédiate d'une quadrantectomie avec lambeau musculo-cutané de grand dorsal dans un petit sein en 1990. RAINSBURY[102] en 1994 décrit une modification de cette technique qu'il a appelé le « latissimus dorsi miniflap ».

5.4 Lambeaux perforants pédiculés

Une nouvelle étape dans le développement des lambeaux fut franchie dans les années 1990 en introduisant le concept de lambeau perforant, c'est-à-dire la levée d'un lambeau sans sacrifier le muscle sous-jacent et réduisant au maximum la morbidité du site donneur. Si l'exemple le plus connu en chirurgie réparatrice est le DIEP (deep inferior epigastric perforator), d'autres lambeaux notamment au niveau du territoire cutané surplombant le muscle grand dorsal ont été décrits. C'est ANGRIGIANI[103] qui fut le premier à décrire un lambeau cutané en îlot en regard du muscle grand dorsal sans l'utilisation du muscle et basé sur une perforante cutanée. Si la réalisation technique de ce genre de lambeaux est intéressante pour le chirurgien, elle ne s'impose que sur les déficits allant jusqu'à 30 % de perte du volume du sein (et lorsque le tissu mammaire résiduel ne permet pas un déplacement tissulaire) ou dans tous les cas où une résection tumorale entraînerait une déformation majeure. Ces lambeaux perforants ont fait en 2003 l'objet d'un consensus concernant leur terminologie (The « Ghent » consensus[104]). Il s'agit du lambeau TDAP (basé sur la perforante thoraco-dorsale), le lambeau ICAP (basé sur la perforante intercostale), le lambeau SAAP (basé sur la perforante du serratus antérieur) et le lambeau SEAP (basé sur la perforante épigastrique supérieure). Ces différents lambeaux sont utilisés préférentiellement en fonction de la localisation particulière du défect, qu'elle soit latérale, supéro-latérale ou supéro-médiane. La partie inféro-interne du sein est souvent difficile à atteindre avec ce type de lambeau. HAMDI[105-106] a été un des premiers à publier l'utilisation de ces différents lambeaux perforants en chirurgie oncoplastique du sein.

5.5 Lambeaux à distance

Les lambeaux à distance, utilisant par définition les techniques de microchirurgie, sont plus controversés dans les reconstructions partielles. En effet, vu les récidives locales variant de 10 à 15 % selon les études, une mastectomie secondaire est parfois nécessaire et il ne faut pas éliminer les possibilités de reconstruction d'un volume mammaire total. Cependant, vu le développement de techniques alternatives de lambeau libre pour d'éventuelles reconstructions totales, certains posent maintenant l'utilisation notamment du DIEP pour des reconstructions partielles.[107]

5.6 Transferts graisseux

Ces transferts graisseux fonctionnent, et ont une place à la fois en reconstruction post-mastectomie et dans le traitement conservateur.[108] Si leur efficacité n'est plus mise en doute, l'aspect oncologique est apparemment rassurant, comme le montre une étude de synthèse publiée en 2013 par HAMZA et RIETJENS.[109]

CHAPITRE 6

Etude de la série personnelle

6.1 Matériel

Notre étude[110] porte sur une série de 72 patientes présentant un cancer du sein primitif unilatéral et unifocal, ayant bénéficié d'une chirurgie oncoplastique avec ou sans chirurgie hétérolatérale. Il s'agit de patientes opérées entre 2006 et 2013. Le nombre de patientes est à comparer avec l'ensemble des patientes traitées dans la même institution, à savoir le Centre Hospitalier Universitaire (C.H.U.) de Liège, pendant la même période et qui ont bénéficié, soit d'une tumorectomie isolée (640 patientes), soit d'une mastectomie (494 patientes). La casuistique oncoplastique représente 72 cas sur un total de 1.206 patientes. L'oncoplastique représente donc environ 6 % des traitements chirurgicaux du cancer du sein pendant la même période. Si l'on se réfère au traitement conservateur en excluant les mastectomies, on arrive à 72 cas sur 712, c'est-à-dire 10.1 %.

La récolte des données provient de l'analyse détaillée de chaque dossier médical des patientes. Les techniques oncoplastiques incluses dans l'étude comprennent les résections tumorales avec chirurgie oncoplastique unilatérale, avec ou sans réduction mammaire controlatérale simultanée. Les mastectomies avec réduction mammaire controlatérale simultanée et les reconstructions immédiates post-mastectomie ne sont pas comprises dans l'étude. Il en est de même pour les lésions pluri-focales ayant pu éventuellement bénéficier de chirurgie oncoplastique ou les récidives de traitement conservateur ayant pu bénéficier de techniques de chirurgie oncoplastique.

6.2 Paramètres récoltés

Les paramètres récoltés chez les patientes ayant bénéficié d'interventions de chirurgie oncoplastique ont concerné les informations préopératoires, les caractéristiques tumorales, les résultats anatomophatologiques, les traitements radiothérapiques effectués ainsi que le type de technique chirurgicale utilisé (Table 6.1). On a également étudié les délais entre chirurgie et traitement complémentaire comme la radiothérapie et la chimiothérapie. Comme référence, nous avons pris la définition d'EATON[111] qui définit un retard dans le début de la chimiothérapie si celle-ci est administrée plus de 6 semaines après la chirurgie et un retard de radiothérapie si celle-ci est effectuée plus de 8 semaines après la chirurgie. Toutes les patientes de cette série ont eu une mise en place de clips métalliques dans le site tumoral lors de l'exérèse.

Les patientes ont reçu de la radiothérapie et un traitement adjuvant suivant les guidelines du C.H.U. de Liège (application de ST GALLEN). Suivant ces guidelines, toutes les patientes qui ont eu un traitement conservateur sont redevables de la radiothérapie.[112]

L'étude a été approuvée par le Comité d'Ethique du C.H.U. de Liège.

Table 6.1 Paramètres recueillis sur les patientes ayant bénéficié d'une chirurgie oncoplastique du sein

Epidémiologie

    âge
    IMC
    périmètre du thorax
    poche de soutien-gorge
    statut ménopause
    latéralité
    situation de la tumeur au niveau des quadrants du sein

Techniques de mise au point

    échographie
    mammographie
    IRM
    ponction

Table 6.1 (suite) Paramètres recueillis sur les patientes ayant bénéficié d'une chirurgie oncoplastique du sein

---

Bilan d'extension

    radiographie du thorax
    échographie abdominale
    scintigraphie osseuse
    tomodensitométrie
    PET scanner

Résultats de biopsie

    diagnostic anatomopathologique préopératoire
    dosage des récepteurs œstrogènes et progestérone
    marqueurs tumoraux : Ki-67, HER2
    grade tumoral

Traitement par chimiothérapie néoadjuvante : oui-non

Résultats anatomopathologiques de la tumeur

    taille, diamètre, poids, marges
    harpon : oui/non
    dosage de récepteurs : Ki-67, Fish, emboles lymphovasculaires, atteinte
                ganglionnaire sentinelle ou axillaire

Classification pTNM

Techniques chirurgicales

    utilisation de clips : oui/non
    technique/pédicule du côté tumoral : oui/non
    technique/pédicule du côté hétérolatéral : oui/non
    fréquence et type de complication

Techniques de radiothérapie

    dosage
    nombre de séances
    Boost
    Curie

Récidive locale ou axillaire ou à distance, taux de réhospitalisation, durée de follow-up, durée de séjour

---

6.3 Méthodes statistiques

Les variables quantitatives ont été exprimées par la moyenne et l'écart-type (SD) ou par la médiane et l'intervalle interquartile (IQR) dans le cas de distributions non normales. Pour les variables catégorisées, les données ont été résumées par le nombre et le pourcentage de sujets dans chaque catégorie (table de fréquences).

Les groupes ont été comparés par le test de t de Student ou par le test non paramétrique de KRUSKAL-WALLIS pour les variables non normales. Pour comparer les proportions, le test du chi-carré et le test exact de FISHER ont été utilisés.

Les courbes de survie ont été construites selon la méthode de KAPLAN-MEIER. La méthode de régression des risques proportionnels (PH) de COX a été utilisée pour tester l'effet des covariables sur la courbe de survie.

La régression logistique a été appliquée pour tester l'effet des covariables sur une variable binaire.

Les résultats ont été considérés comme significatifs au niveau d'incertitude de 5 % ($p<0.05$). Les logiciels SAS (version 9.3 pour Windows) et S-PLUS (version 8.1) ont été utilisés pour les calculs statistiques et les graphiques.

6.4 Caractéristiques des patientes

La moyenne d'âge des patientes était de 57 ans (extrêmes : 36-78 ans) et le follow-up moyen de 32 mois (extrêmes : 19-51 mois). L'IMC moyen était de 26.0 ± 5.0 kg/m² (18–39 kg/m²). Au total, 19 patientes (26.4 %) n'étaient pas ménopausées. En ce qui concerne la taille des soutiens-gorges, le périmètre moyen du thorax était de 95.6 ± 10.8 cm. Ces différentes données sont reprises dans la Table 6.2. La taille du soutien-gorge est illustrée dans la Figure 6.1.

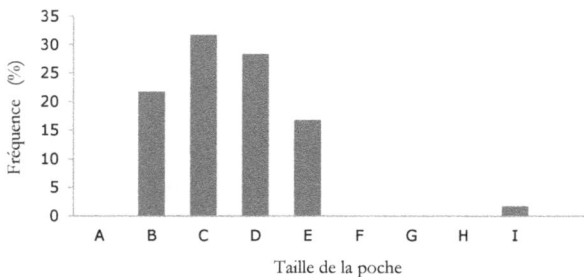

Figure 6.1 Taille de la poche du soutien-gorge pour les patientes de l'étude

Table 6.2 Caractéristiques démographiques et biométriques des patientes de l'étude

Caractéristique	N	Moyenne ± SD Nombre (%)	Extrêmes
Age (années)	72	57.2 ± 10.4	36 – 78
<40		4 (5.6)	
40-49		17 (23.6)	
50-59		21 (29.2)	
60-69		20 (27.8)	
≥ 70		10 (13.9)	
IMC (kg/m²)	72	26.0 ± 5.0	18 – 39
<20		8 (11.1)	
21-25		31 (43.1)	
26-30		18 (25.0)	
31-35		11 (15.3)	
>35		4 (5.5)	
Périmètre thoracique (cm)	53	95.6 ± 10.8	70 – 120
<85		11 (20.7)	
86-90		12 (22.6)	
90-95		11 (20.7)	
96-100		4 (7.5)	
101-105		7 (13.2)	
106-110		5 (9.4)	
>110		3 (5.7)	
Ménopause			
Oui		53 (73.6)	
Non		19 (26.4)	

6.5 Mise au point

Différents examens complémentaires ont été utilisés pour la mise au point des patientes. Elles ont toutes bénéficié d'une anamnèse et d'un examen physique avec mammographie et/ou ultrasons. Une IRM mammaire, une radiographie du thorax, un CT scanner de l'abdomen, un bodyscanner ou un PET scanner pour réaliser le staging ont été réalisés lorsque indiqués (Figures 6.2 et 6.3).

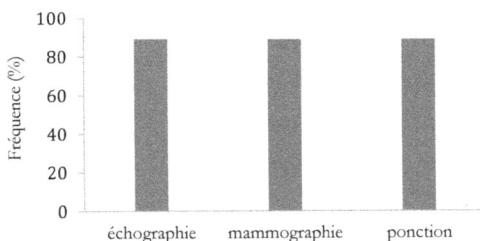

Figure 6.2 Distribution des examens utilisés pour le bilan local chez les 72 patientes de l'étude

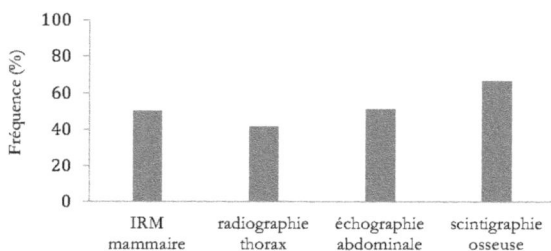

Figure 6.3 Distribution des examens réalisés pour le bilan à distance chez les 72 patientes de l'étude

La latéralité était homogène, 37 tumeurs étaient localisées dans le sein droit (51 %) et 35 dans le sein gauche (49 %). Le quadrant supéro-externe était entrepris chez 24 patientes (33.3 %), le quadrant supéro-interne dans 19 cas (26.4 %), le quadrant inféro-externe dans 6 cas (8.3 %), le quadrant inféro-interne dans 9 cas (12.5 %), le quadrant central dans 6 cas (8.3 %), la jonction des quadrants externes dans 6 cas (8.3 %) et la jonction des quadrants inférieurs dans 2 cas (2.8 %) (Figure 6.4).

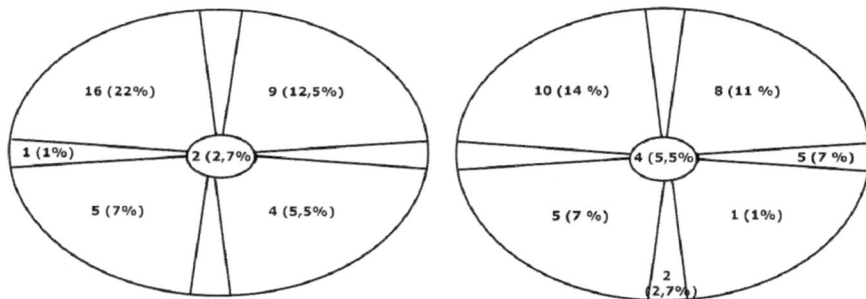

Figure 6.4 Répartition des tumeurs selon leur localisation dans le sein

Les résultats de la biopsie préopératoire montrent que 66 patientes (92 %) présentaient une tumeur invasive (carcinome canalaire infiltrant, carcinome lobulaire infiltrant et tumeur métaplasique) et 4 patientes (5.5 %) un carcinome canalaire in situ (Table 6.3 et Figure 6.5).

Table 6.3 Résultats des biopsies préopératoires (N = 72 patientes)

Résultat de la biopsie	Nombre	Pourcent
Diagnostic anatomopathologique préopératoire		
Carcinome canalaire infiltrant	57	79.2
Carcinome canalaire in situ	4	5.6
Carcinome lobulaire infiltrant	8	11.1
Tumeur phyllode	1	1.4
Tumeur métaplasique	1	1.4
Lésion sclérosante complexe	1	1.4
Grades		
I	6	8.3
II	31	43.0
III	23	31.9
Inconnu	12	16.6
Récepteurs hormonaux*		
ER positif seul	6	13.0
PgR positif seul	1	2.2
ER et PgR positifs	28	60.9
ER et PgR négatifs	11	23.9
Chimiothérapie néoadjuvante		
Oui	11	15.0
Non	61	85.0

* Données manquantes pour 26 patientes

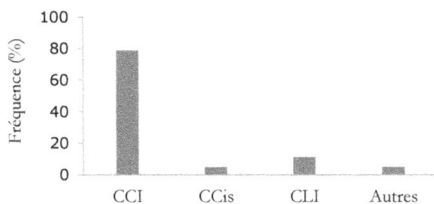

Figure 6.5 Diagnostic anatomopathologique pré-opératoire

Les dosages hormonaux réalisés sur les biopsies ont montré que certaines tumeurs présentaient des récepteurs aux œstrogènes ou des récepteurs à la progestérone (Table 6.3) : 13 % des tumeurs sont positives seulement aux récepteurs aux oestrogènes, une est positive seulement à la progestérone, 60.9 % sont positives à la fois aux oestrogènes et à la progestérone, et 23.9 %

sont négatives aussi bien pour les oestrogènes que pour la progestérone. Donc, comme le montre la Figure 6.6, 74 % des biopsies sont positives aux oestrogènes et 63 % à la progestérone.

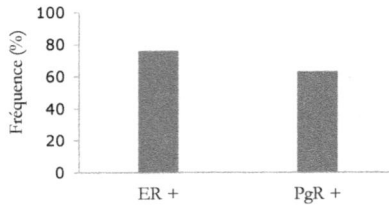

Figure 6.6 Dosages hormonaux sur les biopsies

Les grades tumoraux ont été définis par l'examen anatomopathologique tenant compte de l'architecture cellulaire, de la forme du noyau et de l'activité mitotique. La répartition des différents grades est illustrée par la Figure 6.7.

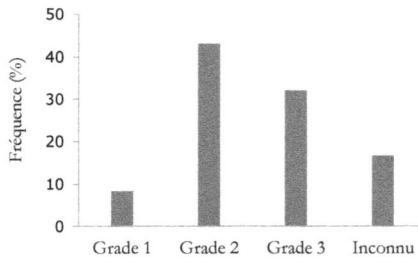

Figure 6.7 Grades tumoraux

Il est utile de noter que 32 patientes (44 %) ont bénéficié d'une mise en place préopératoire de harpon. Onze patientes (15 %) ont reçu une chimiothérapie néo-adjuvante. Il n'y a pas eu de radiothérapie néoadjuvante.

6.6 Analyse anatomopathologique de la tumeur

6.6.1 Caractéristiques tumorales

Les caractéristiques tumorales sont reprises dans la Table 6.4. La distribution de la taille des tumeurs est illustrée à la Figure 6.8. Elle varie de 0 à 80 mm et vaut en moyenne 18.7 ± 12.8 mm. Il faut noter que dans 3 cas, aucune tumeur ne fut trouvée à l'analyse, s'agissant uniquement de cas avec chimiothérapie néo-adjuvante. Chez 3 patientes (4.2 %), la taille de la tumeur était de 0 à 1 mm, chez 10 patientes (13.9 %) de 1 à 10 mm, chez 34 patientes (47.2 %) de 11 à 20 mm, chez 19 patientes (26.4 %) de 21 à 30 mm, et chez 6 patientes (8.3 %) supérieure à 30 mm. Le statut du creux axillaire a également été relevé ainsi que la classification TNM à l'analyse anatomopathologique, soit sans chimiothérapie néoadjuvante (pTNM), soit avec chimiothérapie néoadjuvante (yTNM).

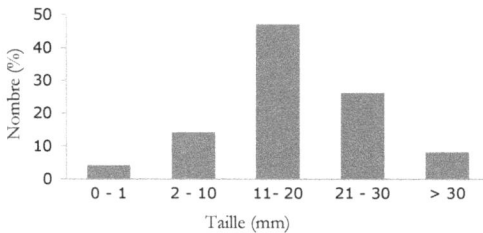

Figure 6.8 Distribution de la taille de la tumeur des patientes de l'étude

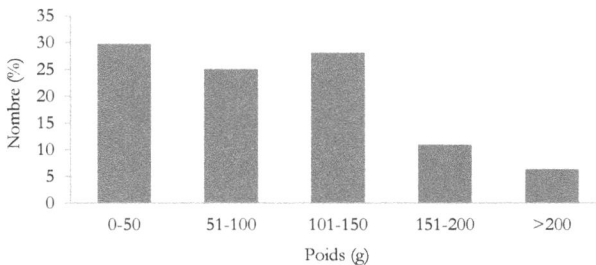

Figure 6.9 Distribution du poids de résection tumorale

Le poids moyen de résection était de 110 ± 123 g (extrêmes : 17 - 903 g). Comme le montre la Figure 6.9, chez 19 patientes (29.7 %), le poids de résection était inférieur à 50 g, chez 16 patientes (25 %) entre 50 et 100 g, chez 18 patientes (28.1 %) entre 100 et 150 g, chez 7 patientes (11 %) entre 150 et 200 g et chez 4 patientes (6.3 %) supérieure à 200 g. La taille de résection variait de 1.2 à 5301 cm³ et valait en moyenne 306 ± 657 cm³.

Aucune tranche de section n'était positive, 25 patientes (35.7 %) ayant des tranches de section négatives, mais inférieures à 2 mm dans au minimum une des mesures (antérieure, postérieure, supérieure, inférieure, interne, externe). L'étude détaillée des marges est abordée au Chapitre 8. Elle montre que les patientes avec marges proches, c'est-à-dire inférieures à 2 mm, sont en moyenne plus jeunes (54.2 ± 10.4 vs. 59.4 ± 9.7 ans ; p = 0.042) et ont un IMC plus bas (24.4 ± 4.6 vs. 27.0 ± 5.2 kg/m² ; p = 0.044) que les autres patientes. Les patientes avec une marge proche ont aussi une taille de résection et un poids de résection plus faibles que les autres. En effet, la taille de résection médiane était de 88 cm³ (IQR : 50-100) chez les premières et 258 cm³ (IQR : 123-428) chez les secondes (p = 0.0002). Pour le poids de résection, les moyennes valaient respectivement 62.3 ± 40.5 vs. 1363 ± 146.1 g (p = 0.0016).

Table 6.4 Caractéristiques tumorales et ganglionnaires des patientes ayant subi une chirurgie oncoplastique

	N	Moyenne ± SD Nombre (%)	Extrêmes
Taille de la tumeur (mm)	72	18.7 ± 12.8	0 – 80
Volume de résection (cm³)	71	306 ± 657	1 – 5304
Poids de résection (g)	64	110 ± 123	7 – 903
Invasion vasculaire	70		
Oui		18 (25.7)	
Non		52 (74.3)	
Marges chirurgicales	70		
Négatives		45 (64.3)	
Positives		0 (0.0)	
Proches (<2 mm)		25 (35.7)	

Table 6.4 (suite) Caractéristiques tumorales et ganglionnaires des patientes ayant subi une chirurgie oncoplastique

	N	Moyenne ± SD Nombre (%)	Extrêmes
Récepteurs hormonaux	67		
ER positif seulement		9 (13.4)	
Pgr positif seulement		0 (0.0)	
ER et PgR positifs		46 (68.7)	
ER et PgR négatifs		12 (17.9)	
Ki-67 (%)	59		
≤ 16		37 (62.7)	
> 16		22 (37.3)	
Creux axiliaire	70		
NX		2 (2.9)	
N0		43 (61.4)	
N1mi		3 (4.3)	
N1a		7 (10.0)	
N2a		4 (5.7)	
N3a		0 (0.0)	
yNX		1 (1.4)	
yN0		7 (10.0)	
yN1		3 (4.3)	
pTNM	67		
pTis		4 (6.0)	
pT1a-1b		7 (10.4)	
pT1c		27 (40.3)	
pT2-3		29 (43.3)	
yTNM	8		
pT1a-1b		3 (37.5)	
pT1c		0 (0.0)	
pT2-3		5 (62.5)	

Nous avons essayé de déterminer si le poids de la résection effectuée dans un but d'amélioration du résultat esthétique plutôt que dans un but oncologique avait une influence sur les marges. Parmi les patientes avec un poids extra-tumoral supérieur à la moyenne, la proportion avec marges proches est plus faible que parmi les patientes avec un poids extra-tumoral inférieur à la moyenne (25.8 % vs 50 %, p = 0.045). On note également que les deux patientes avec récidive ont respectivement une marge minimale de 7 mm et de 10 mm. L'étude montre que l'importance de la marge n'est pas un facteur prédictif de la récidive dans la série, dès lors qu'elle n'est pas positive. Il faut cependant tenir compte du fait que le follow-up moyen n'est que de 32 mois. Aucune influence n'a pu être mise en évidence entre le type de tumeur et l'importance des marges.

L'analyse du poids et de la taille de résection a montré que plus le volume de résection glandulaire était élevé, plus la marge était large (p=0.0023). Par ailleurs, parmi les 72 patientes étudiées, les deux récidives avaient une taille de tumeur de 25 et de 55 mm, la seule récidive locale était une patiente pT2-T3. Les récidives ne sont observées uniquement que pour des patientes ayant des poches importantes (E). Enfin, une corrélation positive a été trouvée entre la taille de résection et la taille de la tumeur (r = 0.33 ; p = 0.0048).

Les mesures des récepteurs aux œstrogènes et à la progestérone (Table 6.4 et Figure 6.10) ont également été effectuées sur la tumeur : 82 % des tumeurs sont positives aux oestrogènes et 69 % à la progestérone. Notons que 12 (17.9 %) tumeurs étaient négatives aux récepteurs.

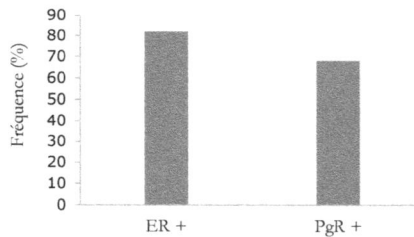

Figure 6.10 Répartition des tumeurs en fonction des taux ER + et PgR + dans la série de patientes

L'indice de prolifération cellulaire du Ki-67 montre que 37.3 % des patientes présentaient dans la tumeur des valeurs supérieures à 16 %.

6.6.2 Caractéristiques ganglionnaires

Du point de vue ganglionnaire, un prélèvement d'un ou plusieurs ganglions sentinelles a été effectué chez 49 patientes (68.1 %) et un évidement axillaire complet chez 30 patientes (41.7 %). Parmi ces 30 patientes, certaines ont eu un évidement axillaire après chimiothérapie néoadjuvante (9 patientes), 2 pour des ganglions cliniquement positifs et 12 pour des ganglions sentinelles positifs. Chez 3 patientes (4 %), aucun traitement axillaire n'a été effectué. Des métastases axillaires ont été observées chez 9 patientes.

6.7 Interventions chirurgicales

Cette étude ne concerne que des techniques de chirurgie oncoplastique consistant en des déplacements glandulaires et non pas des lambeaux locaux comme par exemple des lambeaux perforants. Il s'agit de différentes techniques de pexie/réduction mammaire avec des pédicules différents en fonction de la localisation tumorale : pédicule supérieur strict, pédicule supéro-interne, pédicule supéro-externe, pédicule inférieur, autres types de pédicule ou technique de THOREK. Parmi les autres techniques, citons deux lambeaux de GRISOTTI pour reconstruction immédiate de la plaque aréolo-mamelonnaire.

Table 6.5 Poids de résection (g) de la tumeur du côté tumoral et hétérolatéral (N = 72 patientes)

Technique	Côté tumoral			Côté hétérolatéral		
	N	Moyenne ± SD	Extrêmes	N	Moyenne ± SD	Extrêmes
Pédicules						
Pédicule supérieur "pur"	1	0	NA	2	196.5 ± 124	109 - 284
Pédicule supéro-interne	52	102 ± 157	0 - 652	56	236 ± 229	0 - 1140
Pédicule supéro-externe	5	23.8 ± 45.5	0 - 105	2	166.5 ± 79.9	110 - 223
Pédicule inférieur	7	48.3 ± 103	0 - 256	1	94	
Autre pédicule	5	45.2 ± 70.6	0 - 161	2	485 ± 304	270-700
Techniques alternatives						
Thorek	3	405 ± 337	16 - 614	1	630	
Absence de symétrisation	0	-	-	8	NA	NA

NA = non applicable

La Table 6.5 reprend à la fois du côté tumoral et du côté hétérolatéral le type de pédicule utilisé ainsi que le poids extra-tumoral prélevé ou le poids total de résection du côté hétérolatéral. Dans 2 cas sur 72 (2.8 % des patientes), une technique dite de THOREK a été effectuée d'emblée. Chez 2 autres patientes (3 %), elle a été décidée en per-opératoire vu la souffrance de la plaque aréolo-mamelonnaire. Il est aussi intéressant de noter que chez 40 patientes, un poids extra-tumoral a été réséqué. Le poids extra-tumoral est un poids de résection supplémentaire qui n'est pas nécessaire dans un but oncologique mais dans un but morphologique du sein par rapport au souhait de la patiente quant au volume final et/ou la nécessité de symétrisation par rapport à l'autre sein. Les études anatomopathologiques de ce complément d'exérèse n'ont montré aucune lésion néoplasique.

La répartition des pédicules du côté de la symétrisation est également visible dans la Table 6.5. Dans 8 cas sur 72, il n'y a pas eu de geste de symétrisation (11.1 %). Cette absence de symétrisation n'est pas liée, comme l'écrit FITOUSSI[113], à une évolution de la façon de réfléchir à la chirurgie oncoplastique, mais soit à une asymétrie préexistante qu'il n'était pas nécessaire de corriger, soit par un souhait de la patiente de ne pas avoir de geste chirurgical du côté sain.

Le choix du pédicule est évidemment lié à la localisation de la tumeur et une connaissance correcte de la vascularisation du sein est importante pour envisager quel pédicule pourra vasculariser la plaque aréolo-mamelonnaire.[82,114] Concernant les complications postopératoires (Figure 6.11), 55 patientes (76.4 %) n'ont présenté aucune complication. 17 patientes (23.6 %) ont présenté des complications diverses parmi lesquelles 1 infection, 1 hématome ne nécessitant pas de reprise chirurgicale, 2 séromes nécessitant une ponction, 1 liponécrose massive ayant nécessité une reprise chirurgicale par mastectomie et reconstruction par lambeau de grand dorsal. La complication la plus fréquente est le retard de cicatrisation principalement au niveau de la jonction de la cicatrice verticale et horizontale, c'est-à-dire au niveau du T inversé, chez 12 patientes (16.7 %). Aucune de ces complications n'a entraîné un retard dans les traitements locaux et systémiques adjuvants. Toutes les patientes ont bénéficié du traitement adjuvant recommandé sauf une patiente qui a refusé la radiothérapie externe.

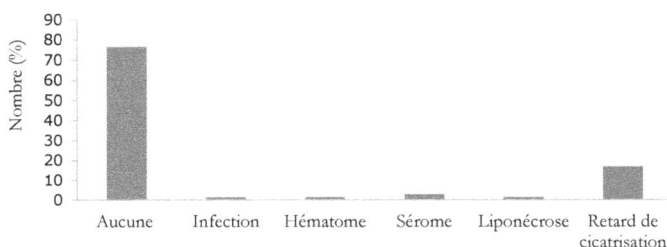

Figure 6.11 Complications postopératoires

Nous avons essayé de déterminer si certains facteurs morphologiques étaient significativement associés à ces complications post-chirurgicales. Les patientes qui ont présenté des complications post-chirurgicales ont un poids (75.5 ± 16.4 vs. 68.4 ± 11.4 kg ; $p=0.034$) et un IMC (29.0 ± 6.4 vs. 25.5 ± 4.5 kg/m² ; $p=0.0095$) plus élevés que celles sans complication. La taille de résection est aussi un facteur de complication. En effet, la taille médiane était de 263 cm³ (IQR : 154-427) dans la série des patientes avec complications et de 136 (IQR : 63-300) dans la série des patientes sans complications ($p=0.029$). Seuls ces facteurs ont une influence sur les complications, car aucun des facteurs spécifiques de la tumeur n'entraîne une augmentation statistiquement significative des complications.

6.8 Radiothérapie et chimiothérapie

Sur les 72 patientes dans l'étude, deux ont refusé un traitement complémentaire par radiothérapie. Par ailleurs, deux patientes (une tumeur phyllode, une lésion complexe non confirmée à l'anatomopathologie définitive) n'ont pas nécessité de traitement. La répartition des doses de radiothérapie est visualisée dans la Figure 6.12.

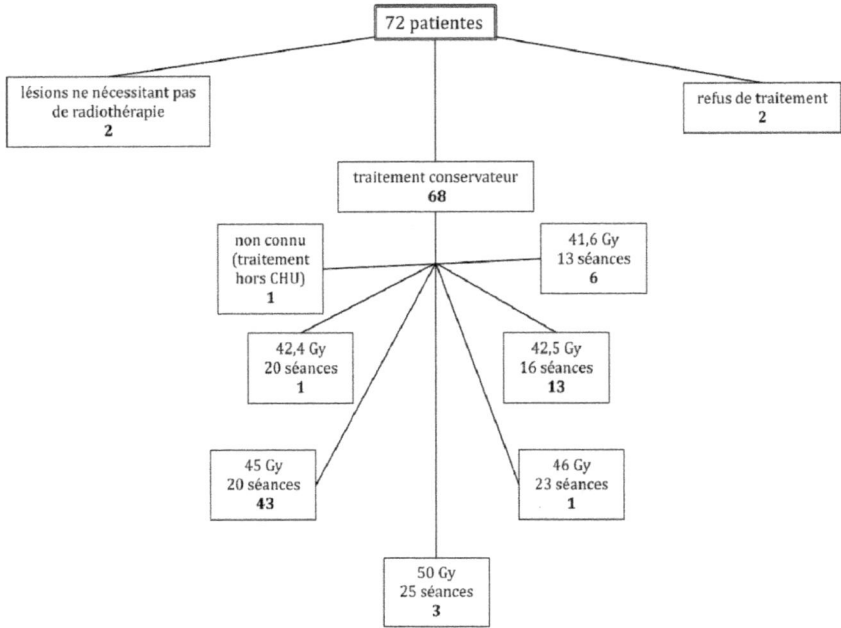

Figure 6.12 Répartition des patientes en fonction des doses de radiothérapie

Parmi les patientes de l'étude, 68 (94.4 %) ont bénéficié d'une radiothérapie dans le cadre du traitement conservateur et à la répartition suivante des doses : 6 patientes ont eu 41.6 Gy en 13 séances ; 1 patiente a eu 42.4 Gy en 20 séances ; 13 patientes ont eu 42.5 Gy en 16 séances ; 43 patientes ont eu 45 Gy en 20 séances ; 1 patiente a eu 46 Gy en 23 séances ; 3 patientes ont eu 50 Gy en 25 séances ; 1 patiente a été traitée par un service de radiothérapie extérieur à l'institution et pour laquelle on ne disposait pas de données. Certaines patientes ont nécessité une irradiation sus-claviculaire en plus de l'irradiation du sein (Table 6.6).

Table 6.6 Irradiation sus-claviculaire chez les patientes avec traitement conservateur

43 patientes [45 Gy / 20 séances]   23 – irradiation sus-claviculaire

                                           20 – pas d'irradiation

13 patientes [42,5 Gy / 6 séances]   pas d'irradiation

6 patientes [41,6 Gy / 13 séances]   pas d'irradiation

                                           1 – irradiation sus-claviculaire
3 patientes [50 Gy / 25 séances]
                                           2 – pas d'irradiation

1 patiente [42,4 Gy / 20 séances]   pas d'irradiation

1 patiente [46 Gy / 23 séances]   pas d'irradiation

Parmi les 68 patientes ayant bénéficié d'un traitement conservateur par radiothérapie, 58 patientes (85.3 %) ont eu un traitement complémentaire par boost (dont 6 par curiethérapie), 3 n'en ont pas eu et 1 patiente a été traitée en dehors de l'institution. Les 6 patientes traitées par curiethérapie ont eu une dose de 6.6 Gy en 1 séance. Le boost a été réalisé en fonction des critères du radiothérapeute.

Table 6.7 Distribution des patientes en fonction de la valeur du Boost

Boost	Nombre
7 Gy en 1 séance	8
7,7 Gy en 1 séance	2
10 Gy en 5 séances	42
16 Gy en 8 séances	2
16 Gy en 9 séances	1
non connu	3

Par ailleurs, parmi les 68 patientes qui ont eu un traitement par radiothérapie, 25 patientes ont eu une chimiothérapie après la chirurgie et avant la radiothérapie avec un délai moyen de début de radiothérapie après la chirurgie de 179 jours (écart de 150-245). 40 patientes n'ont pas eu de chimiothérapie. Chez ces patientes, le délai entre la chirurgie et la radiothérapie était de 54 jours (extrêmes : 27-86 jours). Ces différents délais sont illustrés dans la Figure 6.13.

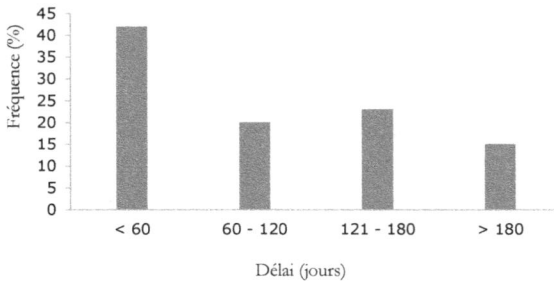

Figure 6.13 Distribution du délai entre la chirurgie et la radiothérapie

Le résultat montre que chez les patientes ne nécessitant pas de chimiothérapie postopératoire, le délai moyen entre chirurgie et radiothérapie est de 53.8 ± 14.1 jours (extrêmes : 27-86 jours). Parmi ces patientes, 18 (45 %) ont eu un retard dans l'initiation du traitement par radiothérapie selon la définition d'EATON. Pour les patientes avec une nécessité de chimiothérapie postopératoire, le délai moyen entre chirurgie et chimiothérapie est de 32.7 ± 8.8 jours (extrêmes : 21-49 jours). Parmi elles, 5 (19.2 %) ont eu un retard pour l'initiation du traitement. Mais il est essentiel de noter que ce retard n'était en aucune manière lié aux complications postopératoires. Parmi les femmes sans chimiothérapie postopératoire, le délai entre la chirurgie et la radiothérapie ne différait pas entre les femmes ayant eu des complications et celles n'en ayant pas eu (p = 0.54). Parmi les 72 patientes, 27 (37.5 %) ont eu une chimiothérapie postopératoire. Parmi les patientes avec chimiothérapie postopératoire, le délai entre la chirurgie et la chimiothérapie ne différait pas entre celles ayant eu des complications et les autres (p = 0.96).

6.9 Suivi oncologique

Le follow-up médian était de 32 (IQR : 19-51) mois. Une patiente a développé une récidive locale qui a nécessité une mastectomie et une patiente a présenté des métastases à distance. Notons qu'une seule patiente a eu une récidive avec une marge minimum de 7 mm. L'étude a montré que la taille de la marge n'était pas un facteur de risque de récidive pour autant qu'elle ne soit pas positive (p=0.053). On a noté une récidive uniquement chez une patiente avec une large taille de soutien-gorge (poche E). Les résultats oncologiques à long terme des patientes de l'étude sont présentés dans la Table 6.8.

Table 6.8 Résultats oncologiques à long terme dans la chirurgie oncoplastique du sein

Stade	N	Récidive	Métastases	Décès
pTis	4	0	0	0
pT1a-1b	7	0	0	0
pT1c	27	0	0	0
pT2-3	29	1	1	0

La courbe de survie estimée par la méthode de KAPLAN-MEIER est représentée à la Figure 6.14.

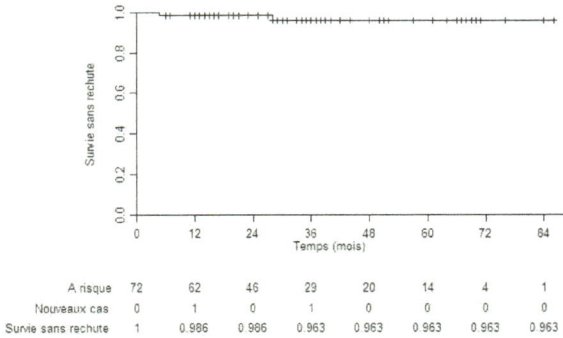

A risque	72	62	46	29	20	14	4	1
Nouveaux cas	0	1	0	1	0	0	0	0
Survie sans rechute	1	0.986	0.986	0.963	0.963	0.963	0.963	0.963

Figure 6.14 Survie sans récidive de la population étudiée

6.10 Durée de séjour et taux de réhospitalisation

Le travail s'est aussi intéressé aux durées de séjour et au taux de réhospitalisation des patientes de l'étude. En effet, le but était de déterminer si ce type de chirurgie entraînait des hospitalisations plus longues que les traitements conservateurs classiques sans oncoplastie et des taux de réhospitalisation plus élevés avec une étude des différents motifs.

6.10.1 Durée de séjour

La durée médiane de séjour est de 3.6 jours (extrême : 1-8 jours). Sept patientes (10 %) ont nécessité une durée de séjour supérieure à 5 jours. Cette étude des durées de séjour en fonction des facteurs de risques est détaillée dans le Chapitre 11.

6.10.2 Réhospitalisation

Les réhospitalisations ont été répertoriées selon 3 motifs : (1) motifs oncologiques, c'est-à-dire une récidive locale ou une néoplasie autre que la tumeur du sein d'origine, (2) motifs chirurgicaux comme hémorragie, hématome ou infection, (3) motifs esthétiques (Table 6.9).

Parmi les 72 patientes, 7 ont nécessité d'être réadmises pour des raisons liées à l'intervention chirurgicale primaire, soit 9.7 %. Parmi ces 7 patientes, 4 l'étaient pour des motifs oncologiques (ovariectomie pour BRCA1, néo sein hétérolatéral pour BRCA1, méta de l'ovaire et récidive locale), 1 pour des complications chirurgicales (liponécrose nécessitant une résection) et 2 pour des motivations esthétiques (lipomodelage).

Table 6.9 Motifs de réhospitalisation des patientes de l'étude

Motifs oncologiques

- ovariectomie pour BRCA1
- néoplasie du sein hétérolatéral pour BRCA1
- métastase ovarienne
- récidive locale nécessitant une mastectomie

Motifs chirurgicaux

- liponécrose importante nécessitant une mastectomie et une reconstruction par grand dorsal
- correction de cicatrice accompagnée de lipofilling

Motifs esthétiques

- lipofilling

CHAPITRE 7

Intérêt de la chirurgie oncoplastique

7.1 Critères de SCHAVERIEN

En 2011, nous avons présenté nos premiers résultats en chirurgie oncoplastique.[115] Ici, ces résultats sont comparés à ceux publiés dans la littérature. Un des problèmes majeurs des études de chirurgie oncoplastique est l'absence d'uniformisation des données. En effet, SCHAVERIEN[14], qui a réalisé une recherche sur les bases de données classiques depuis 1966 jusque fin 2013, a répertorié 19 points clés et 7 points additionnels importants pour valider le suivi à long terme de la chirurgie oncoplastique tant au niveau oncologique qu'esthétique. SCHAVERIEN et al. montrent que par rapport aux critères clés identifiés, aucune étude ne reprend tous les critères, avec en moyenne 54 % de critères dans les études de chirurgie oncoplastique contre 64 % de critères dans les études de « standard breast-conserving surgery ». En ce qui concerne les critères additionnels, aucune étude ne les répertorie tous, avec une moyenne de 28 % seulement des critères dans les études de chirurgie oncoplastique. Ce travail est donc le premier qui remplit les 19 critères clés étudiés par SCHAVERIEN dans une méta-analyse (Table 7.1).

Table 7.1 Comparaison des études sur la chirurgie oncoplastique avec la présente étude

Auteurs	N	Age moyen (extrêmes)	Poids du spécimen (g)	Taille de tumeur (mm)	G1–G2–G3			Tranches de section +	Taux de récidive locale	Taux de complications	Retard du traitement adjuvant lié aux complications	Follow-up (mois)
CHAKRAVORTY (2012)	150	59 (26-83)	67 (11-1050)	21 (1-98)	9 7%	62 58%	36 34%	2.7 %	2.2 %	NC	NC	28 (6-81)
FITOUSSI (2009)	540	52 (28-90)	187 (8-1700)	29.1 (4-100)	126 23%	260 48%	27 5%	13.7 %	6.8 %	16.3 %	1.9 %	49 (6-262)
GIACALONE (2007)	31	-	190	20	NC			10 %	-	65 %	NC	NC
MERETOJA (2010)	90	-	NC	NC	NC			16.2 %	0 %	30 %	2 %	26
RIETJENS (2007)	148	NC	198 (20-210)	22	34 23%	60 41%	48 7%	5 %	3.4 %	11 %	0 %	74
NIZET (2014)	72	57 (36-78)	110 (17-903)	19 (1-80)	6 8%	31 43%	23 32%	0 %	1.3 %	24 %	0 %	32 (19-51)

NC = non connu

Les articles repris dans la Table 7.1 étant les publications les plus complètes par rapport aux critères de SCHAVERIEN, nous les analysons en détail avant d'aborder d'autres publications reprenant certains points particuliers des résultats globaux de la chirurgie oncoplastique.

7.2. Revue des études publiées

Etude de GIACALONE (2007)

L'étude de GIACALONE[44] est une étude prospective où 269 patientes consécutives avec cancer du sein ont bénéficié d'un traitement chirurgical. Les critères d'éligibilité étaient des patientes avec une tumeur supérieure à 15 mm de diamètre et une taille de sein qui permettait soit une quadrantectomie, soit une oncoplastie. Parmi les 269 patientes, 195 ont été exclues : 84 avec des tumeurs inférieures à 15 mm, 114 patientes ne remplissaient pas non plus les critères d'inclusion à cause d'une ptose ou d'un volume qui était insuffisant pour permettre une chirurgie oncoplastique, 46 autres patientes ont été éliminées soit pour des raisons de carcinome inflammatoire, d'envahissement macroscopique lymphatique, d'échec de traitement conservateur préalable ou de maladie métastatique. Enfin, 25 patientes ont été éliminées, car une mastectomie était projetée. Il subsiste donc un groupe de 74 patientes qui peuvent choisir, après avoir été informées des risques et des bénéfices de chaque traitement, soit une quadrantectomie classique sans chirurgie oncoplastique concomitante, soit une résection tumorale avec oncoplastie homolatérale et symétrisation controlatérale.

Leur objectif était de déterminer si la chirurgie oncoplastique permettait une résection tumorale plus précise et réduisait la nécessité d'une chirurgie complémentaire. Du point de vue épidémiologique, la seule différence était que les patientes sont plus jeunes dans le groupe oncoplastique que dans l'autre groupe, mais tous les autres paramètres, notamment types tumoraux, sont similaires. Les résultats montrent que le volume médian excisé dans le groupe oncoplastique est plus grand que dans le groupe de quadrantectomies, et que les marges sont aussi plus larges dans ce groupe oncoplastique avec des marges supérieures à 5 mm et supérieures à 10 mm plus fréquentes que dans le groupe sans oncoplastie. Ils ont une définition de marge proche qui est une marge entre 0 et 2 mm. Ils concluent que leur étude montre un avantage significatif de la chirurgie oncoplastique par rapport à une quadrantectomie sans chirurgie oncoplastique pour le volume de tissu réséqué, la taille de la marge la plus proche et la fréquence des marges négatives supérieures à 5 ou 10 mm. Ils démontrent que ces résultats, comprenant donc des volumes de résection plus élevés, sont obtenus avec des complications postopératoires et des séjours d'hospitalisation similaires par rapport à la quadrantectomie classique. Ils estiment également que la chirurgie oncoplastique peut être utilisée non seulement dans des seins de volumes élevés, mais aussi dans des seins de volumes légèrement augmentés, voire normaux.

Ils s'intéressent également au ratio du volume excisé par rapport au volume de la tumeur et ils concluent également que les rapports volumes de résection/volumes tumoraux sont significativement plus élevés dans le sous-groupe des marges négatives que dans le sous-groupe des marges positives ou proches. Ils citent également les travaux de VICINI[116] qui concluaient que le risque de récidive était directement corrélé avec le volume du tissu glandulaire. Il trouvait que les patientes avec des volumes excisés inférieurs à 60 cm³ avaient de plus hauts taux de récidive que les patientes avec des volumes supérieurs à 60 cm³. Les auteurs concluent également que les taux de récidive locale à 5 et 10 ans diminuaient proportionnellement à l'augmentation du rapport volume de résection/volume tumoral. En utilisant une analyse multivariée, ce rapport était la seule variable liée au traitement qui était associée aux récidives locales.

Etude de RIETJENS (2007)

RIETJENS et al[117] analysent 148 patientes qui ont bénéficié d'une chirurgie oncoplastique bilatérale et ont comparé leurs résultats avec des résultats historiques de traitement conservateur. Ils ont un follow-up moyen de 74 mois avec une excision complète chez 91 % des patientes. Les tranches de section sont focalement envahies chez 5 % des patientes et ils obtiennent un taux de marges proches, qu'ils définissent comme inférieures à 2 mm, chez 3 % des patientes. Ils présentent un taux de récidive homolatérale de 3 % (5 patientes) et des métastases à distance chez 13 patientes. Le taux de décès est de 7.5 % (11 patientes). L'analyse montre que les patientes avec une tumeur de taille supérieure à 2 cm sont plus à risque de récidive locale et de métastases à distance, mais ces résultats oncologiques sont similaires à ceux des études randomisées dans le cadre du traitement conservateur.

L'objectif de l'étude est de comparer les résultats oncologiques à long terme par rapport à d'une part l'étude du NSABP B07 et d'autre part de l'étude de MILAN I. Ils remarquent cependant que l'étude du NSABP B07 exclut les tumeurs plus grandes que 4 cm et l'étude MILAN I exclut les tumeurs plus grandes que 2 cm, ce qui représente respectivement 11 % et 42 % des cas de leur étude personnelle. Ils ont un taux de récidive locale bas (3 % après 5 ans) qu'ils comparent aux 14.3 % d'incidence cumulée dans le NSABP B07, les 9.4 % après 5 ans dans l'étude de l'Institut Curie et les 0.5 % après 5 ans dans l'étude MILAN I. Cependant, ils remarquent que s'ils considèrent uniquement les tumeurs de moins de 2 cm, comme dans l'étude MILAN I, ils n'observent aucune récidive locale. Par ailleurs, ils comparent les incidences cumulatives des récidives locales chez les patientes pT2 et pT3 avec celles observées après mastectomie radicale et avec traitement conservateur dans l'étude MILAN I, ils notent que la probabilité de récidive locale dans les pT2 et pT3 dans leur série atteint un plateau comme après mastectomie tandis que dans l'étude MILAN I, après traitement conservateur, cette incidence de récidive locale augmente même après 20 ans (Figure 7.1).

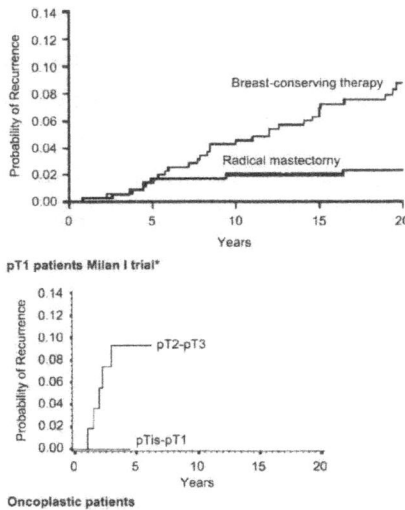

Figure 7.1 Incidence cumulée des récidives locales en chirurgie oncoplastique du sein en comparaison avec celles observées après mastectomie radicale et récidive dans le même sein après traitement conservateur de l'étude MILAN I[117]

La comparaison de nos résultats à ceux du travail de RIETJENS conduit à un taux de récidive locale inférieur à 1.5 %, mais avec seulement un follow-up moyen de 32 mois. Toutefois, dans le groupe de patientes avec des tumeurs inférieures à 2 cm, comme dans l'étude MILAN I, nous n'observons aucune récidive. Quant aux cas de tumeurs pT2 et pT3 de notre série, nous avons aussi réalisé la comparaison avec l'étude des patientes après mastectomie et traitement conservateur de MILAN I. On note une récidive chez 1 patiente sur 29 tandis que l'incidence de récurrence dans ce sous-groupe de l'étude MILAN I, continue d'augmenter après 20 ans. Notre étude n'a malheureusement pas un follow-up suffisant (60 mois) pour confirmer les résultats de RIETJENS où ce taux de récidive locale dans le même sous-groupe tumoral est inchangé après 5 ans lui permettant de considérer que la chirurgie oncoplastique était aussi sûre qu'une mastectomie pour ce type de tumeur, voire meilleure qu'un simple traitement conservateur sans oncoplastie.

Etude de FITOUSSI (2009)

FITOUSSI et al. ont publié la plus grosse série de chirurgie oncoplastique à ce jour.[113] Ils ont étudié 540 patientes consécutives qui ont bénéficié d'une chirurgie oncoplastique entre 1986 et 2008. Il s'agit de patientes sélectionnées pour une chirurgie oncoplastique pour lesquelles les ratios tumeur/volume du sein et localisation, excluaient un résultat esthétique satisfaisant avec une simple excision tumorale. Une partie de leurs résultats est reprise dans la Table 7.1. Le taux global de survie à 5 ans dans leur série était de 92.9 % et de survie sans récidive de 87.9 %, ce qu'ils trouvent acceptable par rapport à la littérature. Il existe dans leur publication un élément peu étudié concernant le taux de symétrisations synchrones. Leur évolution dans le temps est reprise dans la Figure 7.2.

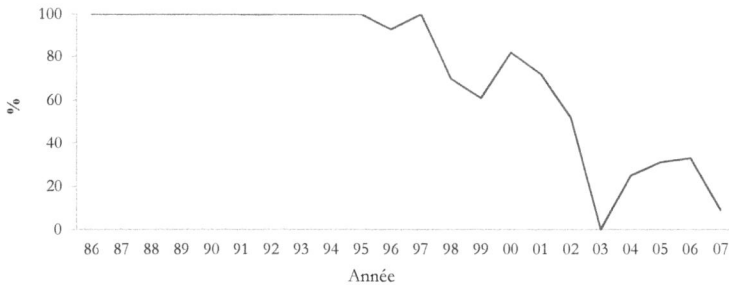

Figure 7.2 Taux de symétrisations synchrones[113]

Il est important de relever cette évolution car elle diffère fortement de la nôtre. En effet, alors qu'ils réalisaient systématiquement une symétrisation dans les premières années de leur expérience, ils ont observé une tendance à la diminution à partir de la fin des années 1990 qui représente maintenant leur position habituelle. Ils estiment que si cette symétrisation simultanée pouvait apparaître efficace, les effets de la radiothérapie sont imprévisibles, mais que l'évolution naturelle d'âge et de ptose du sein traité est certainement limitée. De plus, ils estiment que les traitements adjuvants, en particulier la chimiothérapie, ont tendance à modifier le poids moyen des patientes et, pour éviter une asymétrie, préfèrent effectuer leurs symétrisations souvent un minimum de six mois après l'arrêt du traitement de chimiothérapie.

Ce taux de symétrisations synchrones est différent dans notre étude qui ne recense que 8 patientes sur 72 sur lesquelles aucun geste de symétrisation n'a été effectué. Ces patientes n'ont bénéficié d'aucune symétrisation car la symétrie était satisfaisante sans nécessité de geste chirurgical. La totalité des autres patientes a bénéficié d'une chirurgie hétérolatérale synchrone. Cette chirurgie de symétrisation est toujours de règle dans notre pratique chirurgicale. En effet, contrairement à FITOUSSI, nous estimons que l'évolution du sein traité est relativement prévisible et qu'il est préférable de ne pas ajouter un deuxième temps chirurgical pour réaliser cette symétrisation, qui est un des avantages importants de la chirurgie oncoplastique.

Etude de MERETOJA (2010)

L'article de MERETOJA[118] concerne une série plus limitée (90 patientes) que celle des articles précédents. Le taux de reprise pour tranches de section positives y est significativement plus élevé que dans les autres publications (16.2 %) avec comme conséquence la nécessité d'une mastectomie complémentaire. Le follow-up présenté est plus court que celui de notre série (26 mois avec une variation de 6 à 52 mois) et ne montre pas de récidive locale ou ganglionnaire, mais 3 patientes avec métastases à distance, dont une décédée. Ils remarquent également qu'aucune des patientes qui ont eu leur radiothérapie adjuvante n'a développé de toxicité cutanée sévère ou modérée dans la période de follow-up. Il s'agit d'un point sur lequel les autres études n'insistent pas et qui fait référence à des publications anciennes démontrant que l'hypertrophie mammaire a été un facteur de risque pour augmenter la toxicité cutanée après une radiothérapie adjuvante.[76]

Etude de CHAKRAVORTY (2012)

Plus récemment, CHAKRAVORTY et al.[119] ont publié une étude rétrospective de 146 patientes opérées de chirurgie oncoplastique qu'ils comparent à un groupe de 440 patientes opérées d'un traitement conservateur sans chirurgie oncoplastique. Ils s'intéressent principalement au taux de ré-excision et aux récidives locales. L'étude montre que la taille des tumeurs et le poids de résection étaient en moyenne de 21 mm et de 67 g, respectivement, pour la chirurgie oncoplastique, et de 18 mm et de 40 g pour le traitement conservateur sans chirurgie oncoplastique (p<0.001). Le taux de ré-excision est de 2.7 % en chirurgie oncoplastique et de 13.4 % en chirurgie conservatrice (p < 0.001), avec un taux de récidives locales de 2.7 % dans le groupe oncoplastique vs. 2.2 % dans le groupe non oncoplastique, et des récidives à distances de 1.3 % dans le groupe oncoplastique vs. 7.5 % dans le groupe sans oncoplastique. Les auteurs concluent que le taux de ré-excision est plus bas en cas de chirurgie oncoplastique mais que le follow-up est court puisqu'il n'est que de 28 mois. Dans leur série, ils ont une taille tumorale moyenne plus grande avec un plus haut grade dans leur série de chirurgie oncoplastique et par rapport à leur chirurgie sans traitement oncoplastique, mais ils ont un taux de récidives locales similaire. Ils remarquent aussi que le groupe oncoplastique a reçu plus de chimiothérapie néoadjuvante (p < 0.001), suggérant que la taille de la tumeur était même plus grande que celle reportée.

7.3 Etudes plus ciblées

Indépendamment des 5 études analysées en détail ci-dessus et reprises dans la Table 7.1, des études plus anciennes abordent également des aspects plus ponctuels de la chirurgie oncoplastique. On peut citer CLOUGH[120], un des auteurs les plus prolifiques concernant la chirurgie oncoplastique. En 2003, déjà, sur une série de 101 patientes étudiées de façon prospective à l'Institut Curie, CLOUGH et al présentaient les caractéristiques tumorales et les types de techniques chirurgicales qui étaient dans plus de 80 % des cas des techniques en T inversé. La symétrisation était effectuée de façon synchrone avec un taux de complications précoces de 20 %. Ils ont montré que si la chimiothérapie préopératoire n'avait pas modifié le taux de complications, il n'en était pas de même pour la radiothérapie préopératoire qu'ils ont abandonnée par la suite. Du point de vue oncologique, ils ont un taux de récidives locales à 5 ans de 9.4 % et une survie à 5 ans sans métastase de 82.8 %. Ce taux de récidive locale est à relativiser, car cette publication date de plus de dix ans. Or les publications récentes fournissent des taux de récidive locale plus faibles, meilleurs que la publication princeps de FISHER[4]. Ainsi LIFRANGE et al[121] en 2011, sur une série consécutive de 427 cancers du sein, avec un suivi moyen de 8 ans, ont obtenu un taux de récidive locorégionale de 4,5 %, nettement meilleur que FISHER (14.3 %).

Etude de COTHIER-SAVEY (1996)

Une des premières études sur les rapports entre la chirurgie oncoplastique et l'aspect oncologique a été réalisée par l'équipe française de COTHIER-SAVEY et publiée en 1996.[122] Ils analysent 70 patientes traitées de 1983 à 1991, qui toutes auraient dû avoir une mastectomie car il s'agissait soit de cancers in situ avec des micro-calcifications étendues, soit de cancers multifocaux, soit de cancers avec un volume tumoral supérieur à 3 cm. Ils ne détaillent malheureusement pas plus avant les caractéristiques tumorales, mais à l'époque, les dosages des récepteurs et autres marqueurs étaient inexistants. Ils notaient 53 carcinomes infiltrants (dont 49 canalaires et 4 lobulaires) et 17 carcinomes non infiltrants (dont 14 canalaires in situ et 3 lobulaires in situ). Ils avaient un poids moyen de résection de 350 g par sein avec 4 % de complications postopératoires. Dans 62 cas sur 70, le geste de symétrisation a été effectué de façon synchrone. Ils obtiennent un taux de récidives locales de 8.5 %, dont un cas parmi les cancers in situ et le reste parmi les cancers infiltrants, et rappellent que concernant les cancers multifocaux, il s'agit de lésions limitées à un seul quadrant. C'est aussi un article précurseur (plus de 15 ans) concernant l'aspect d'économie de la santé puisque les auteurs estimaient que le fait de réaliser un traitement conservateur avec symétrisation synchrone permettait d'éviter des reconstructions plus complexes et nécessitant plusieurs étapes, avec notamment la reconstruction de la plaque aréolo-mamelonnaire et une symétrisation synchrone.

Etude de ROSE (2014)

En 2014, M. ROSE a publié une étude similaire à la nôtre concernant la casuistique et le follow-up.[123] Il s'agissait en effet de 72 patientes sur un total de 1018 cancers du sein, ce qui est comparable à notre étude de 72 patientes sur 1214 cancers du sein d'août 2006 à août 2013, leur étude étant de janvier 2008 à décembre 2010. Ils ont réalisé des traitements oncoplastiques dans tous les cas sauf un qui a nécessité une mastectomie d'emblée, et dans 53 cas sur 72, une symétrisation a été effectuée lors de l'intervention primaire. Ce taux est à comparer avec notre taux de 64 patientes pour lesquelles on a effectué une symétrisation, mais les 8 autres patientes ne le nécessitaient pas. Les résultats anatomopathologiques sont légèrement différents en ce sens que 7 cas ont nécessité une reprise chirurgicale et 3 cas une mastectomie. Le taux de complications est plus faible, soit 5 patientes qui ont eu un retard de cicatrisation au niveau du sein opéré et qui a entraîné un délai léger d'un traitement complémentaire pour 4 patientes. Il faut cependant noter que dans leurs guidelines de traitement postopératoires (les guidelines danoises), c'est 4 semaines après la chirurgie que la radiothérapie doit être débutée et ils présentent des retards de 13 à 50 jours. Le taux de chirurgie oncoplastique de 7 % est comparable à celui de notre étude (6 %) pour la même période. Comme ROSE, nous considérons que ce chiffre est faible surtout si l'on se réfère à différentes publications dont notamment celle d'URBAN[124] qui évalue qu'environ 30 % des patientes ayant un traitement conservateur présentent des séquelles qui nécessitent une chirurgie correctrice secondaire.

GOFFMAN et al[125] se sont penchés en 2005 sur l'intérêt de réduire de façon importante des seins volumineux afin de diminuer les séquelles liées la radiothérapie. Sur une petite série de 57 patientes, avec un follow-up moyen de 19 mois, ils obtiennent avec des patientes présentant des seins volumineux (poche supérieure à DD) des volumes de résection dans le sein controlatéral moyen de 851 g. Un des arguments pour utiliser la réduction mammaire thérapeutique dans ces seins volumineux est que lors de la radiothérapie postopératoire, concernant le sein in toto, des seins volumineux augmentent donc la surface des poumons atteinte et, du côté gauche, le cœur qui est également irradié.

Méta-analyse de LOSKEN et al (2014)

Dans l'ensemble de cette revue de littérature sur la chirurgie oncoplastique, il manquait une méta-analyse. Cette méta-analyse a été effectuée dans PubMed en utilisant les mots-clés « oncoplastic », « partial breast reconstruction » et « breast conservation therapy ». LOSKEN et al[126] ont éliminé les cas isolés, les séries inférieures à 10 patients et les séries avec moins d'un an de follow up. Ils ont comparé trois groupes de traitements conservateurs avec des techniques de réduction mammaire thérapeutique (groupe A), des techniques d'oncoplastie avec des lambeaux (groupe B) et le traitement conservateur seul (groupe C). Les comparaisons ont été effectuées sur 3165 patientes dans les groupes A et B et sur 5494 patientes dans le groupe C. Pour une population similaire, les tailles des tumeurs sont plus grandes dans le groupe oncoplastique (2.7 vs. 1.2 cm). Le poids de la pièce de tumorectomie était 4 fois plus élevé dans le groupe oncoplastique. Le taux de tranches de section positives était significativement plus bas dans le groupe oncoplastique (12 % vs. 21 %, $p < 0.0001$). Le taux de ré-excision était plus fréquent dans le groupe du traitement conservateur seul (14.6 % vs. 4%, $p < 0.0001$). Cependant, une mastectomie de complément était plus fréquente dans le groupe oncoplastique (6.5% vs. 3.79%, $p < 0.0001$). Le taux de récidive était de 4% dans le groupe oncoplastique et de 7% dans le groupe de traitement conservateur, avec un follow up moyen plus grand dans le groupe de traitement conservateur seul (64 vs. 37 mois dans le groupe oncoplastique). Enfin, en ce qui concerne le résultat esthétique, celui-ci était significativement plus grand dans le groupe oncoplastique que dans le groupe conservateur (89.5% vs. 82.9%, $p<0.001$). Les auteurs concluent que le bénéfice de la chirurgie oncoplastique n'est pas uniquement lié à une amélioration des résultats esthétiques, il permet aussi des excisions plus larges, élargit les indications de traitement conservateur chez certaines patientes en évitant des mastectomies et entraîne moins d'interventions chirurgicales et une plus faible morbidité quand on les compare à des mastectomies d'épargne cutanée et des reconstructions, sans tenir compte de l'amélioration de la dosimétrie des radiations chez les patientes avec une hypertrophie mammaire.

7.4 Oncoplastie et seins de petit volume

La sous-utilisation de la chirurgie oncoplastique, d'après certains auteurs (URBAN[124]), doit également être analysée à l'aune du volume mammaire. Il est intéressant de noter qu'en 2011, l'étude de YANG et al s'est intéressée à la chirurgie oncoplastique sur des seins de petit volume en utilisant des déplacements de volume et des remaniements tissulaires plutôt que des lambeaux.[127] Partant de la constatation que le sein moyen des coréennes est de petit volume, ces auteurs ont étudié 58 patientes réparties en 3 groupes selon le degré de ptose, c'est-à-dire proche, intermédiaire ou élevé, avec une moyenne d'âge de 41 ans et un follow-up moyen de 21 mois. Leur définition du petit volume est un sein de volume inférieur à 300 g. Ils ont comme résultat un poids de résection faible du côté tumoral (84 g, 29-140) avec l'utilisation de techniques classiques : round block, mastopexie en parallélogramme, résection en chauve-souris ou en raquette de tennis. Ils décrivent 4 complications de nécrose partielle de la plaque aréolo-mamelonnaire et une absence de récidive locale dans leur follow-up ainsi qu'une majorité de patientes satisfaites du point de vue esthétique. Au niveau des techniques chirurgicales, les auteurs introduisent une notion de distance de la tumeur par rapport à la plaque aréolo-mamelonnaire (Figure 7.3).

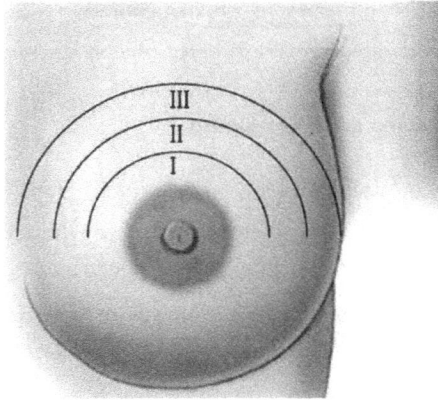

Figure 7.3 Distance de la tumeur par rapport à la plaque aréolo-mamelonnaire[127]
Groupe I : tumeurs moins de 4 cm du centre du mamelon
Groupe II : intermédiaire, entre 6 à 8 cm
Groupe III : plus de 8 cm

En zone I, c'est la technique du round block ou la technique de mastopexie en aile de chauve-souris qui prédomine. A distance intermédiaire, en zone II, les auteurs recommandent la quadrantectomie en raquette de tennis ou un lambeau de rotation. Plus à distance, en zone III, ils proposent la mastopexie en parallélogramme lorsque les lésions sont situées au niveau du pôle supérieur.

De façon plus anecdotique, ils indiquent qu'une des complications observées est liée à l'injection de bleu de méthylène pour le repérage du ganglion sentinelle. Ils l'expliquent par une réaction type corps étranger avec ulcération ischémique et nécrose fibrinoïde. Nous n'avons retrouvé qu'une seule autre publication faisant état de ce type de complication potentielle.[128]

7.5 Oncoplastie dans les tumeurs inflammatoires

La chirurgie oncoplastique est aussi parfois utilisée dans le traitement des cancers du sein localement avancés, comme l'ont montré BOGUSEVICIUS et al en 2014.[129]

Leur étude porte sur 60 patientes dont 40 % ont été opérées de réduction mammaire thérapeutique, avec un follow-up moyen de 86 mois et des résultats oncologiques montrant des métastases à distance chez 38 % des patientes (23 cas) et la survie à 5 ans libre de métastases de 61 % ; le taux de décès est de 23 % (14 patientes). L'évaluation esthétique relève plus de 87 % de résultats «bons à excellents». Cet article montre l'intérêt de la chirurgie oncoplastique dans d'autres domaines que les traitements conservateurs classiques, mais c'est un genre de traitement qui est marginal dans les cas de cancer localement avancé, du moins à l'heure actuelle.

7.6 Intérêt d'une symétrisation synchrone ou différée

Au début des réductions mammaires thérapeutiques, les tendances étaient à la symétrisation synchrone du traitement tumoral comme l'ont montré les travaux de COTHIER-SAVEY et al[122] et de FITOUSSI et al[113]. A cette époque, certains auteurs comme LANFREY et al[130] justifiaient l'utilisation de techniques de symétrisation pour réaliser une exploration chirurgicale de la glande. Cette justification n'a probablement pas beaucoup de sens 25 ans plus tard grâce à l'amélioration des techniques d'imagerie. Dans le même ordre de grandeur, PETIT et al.[131], en 1997, avait publié une importante série de 1814 patientes traitées entre 1978 et 1993 à l'Institut GUSTAVE-ROUSSY pour cancer du sein et mastectomie reconstruction avec 813 (44.8 %) mammoplasties controlatérales. Ils ont observé 20 cancers cliniquement et radiologiquement occultes dans les analyses anatomopathologiques des réductions hétérolatérales. La plupart a été localisée dans le quadrant central et les quadrants latéraux. La taille de la tumeur variait de 3 à 16 mm et 12 carcinomes étaient des in situ tandis que 8 cas étaient des infiltrants. Ils décrivent les différentes techniques à pédicule supérieur et pédicule inférieur, permettant une plus ou moins bonne exploration de la glande.

7.7 Conclusions

Depuis 2010, le nombre de publications concernant l'aspect oncologique de la chirurgie oncoplastique a explosé. Ainsi, en 2013, SEMPRINI[132] a publié son expérience de 20 ans de chirurgie oncoplastique avec un total de 489 patientes, pour lesquelles il décrivait un taux de complications moyen de 20 % et un taux de récidives locales de 0.6 % après 5 ans. Plus récemment, en 2014, TENOFSKY[133] a étudié un petit groupe de 142 patientes dont 58 ont bénéficié de chirurgie oncoplastique.

L'objectif poursuivi par ces études est d'essayer de déterminer s'il existe des facteurs favorisant une indication de chirurgie oncoplastique. Ainsi, KELLY[134] a publié en 2012 une étude rétrospective sur 762 patientes ayant eu un traitement conservateur durant une période de dix ans dans une seule institution. Ils concluent que les patientes jeunes et les patientes avec une tumeur d'une taille approchant 2 cm ont une probabilité plus élevée de séquelles oncologiques nécessitant une reconstruction par la suite. Chez ces patientes, l'intégration de techniques de chirurgie oncoplastique améliorait à la fois les résultats esthétiques, mais aussi la satisfaction globale des patientes.

KELLY remarque cependant que même si les études montrent depuis les années 1970 (notamment[4-5]) un temps de survie comparable par rapport à la mastectomie, elles montrent cependant des taux de récidive locale de 8.8 à 14.3 %. KELLY insiste sur le fait qu'il faut absolument trouver un équilibre entre des tranches de section saines et un résultat esthétique correct. En effet, ce risque de réintervention augmente l'anxiété des patientes vis-à-vis de récidives futures et 30 à 40 % des femmes sont insatisfaites avec le résultat esthétique. Cette déception entraîne des mastectomies électives chez un certain pourcentage des femmes.[60,135-136] Selon les statistiques américaines, où la moitié des 200.000 patientes à qui on diagnostique annuellement un cancer du sein subissent un traitement conservateur, 40.000 femmes, chaque année, ne seraient pas satisfaites du résultat esthétique après la fin de la radiothérapie.

L'étude de KELLY étudie en fait 762 patientes avec tumorectomie du sein entre janvier 1999 et décembre 2009. Seule une population de 541 femmes, soit 71 %, est étudiée car les patientes avec lésions bénignes ont été exclues de la présente étude. L'âge moyen était 61.3 ans (27 à 99) avec une période de suivi moyen de 5 ans (8 mois à 12.5 années). La localisation tumorale la plus fréquente est le quadrant supéro-externe (60 %) et la taille moyenne de la tumeur était de 16,2 mm (de 5 à 65 mm). Le taux moyen de ré-excision pour tranches de section positives était de 18.5 %. La localisation de la tumeur et l'IMC n'étaient pas corrélés avec le besoin d'une ré-excision. Il y avait cependant une différence significative entre la taille tumorale moyenne pour des patientes nécessitant une ré-excision en tranches de section positives de 19.7 mm comparée à 16.2 mm pour toutes les femmes avec un diagnostic de cancer du sein (p = 0.02). Il est intéressant de constater qu'un chirurgien plasticien a été consulté chez seulement 1.6 % de femmes avant le traitement conservateur et 7.6 % des patientes après la fin du traitement conservateur.

En conclusion, les résultats de l'étude de KELLY montrent qu'un nombre significatif de femmes (18.5 %) nécessite une ré-excision pour des tranches de section positives après traitement conservateur, ce qui est évidemment associé à une augmentation des mastectomies de complément. Une taille de tumeur préopératoire proche de 2 cm est un facteur prédictif significatif pour la nécessité d'une ré-excision et les femmes plus jeunes sont aussi significativement plus enclines à avoir finalement une mastectomie de complément. Cette étude montre que l'intégration d'un chirurgien plasticien plus tôt dans le processus de décision chirurgicale constitue un bénéfice substantiel dans la population concernée.

MUNHOZ a récemment publié une actualisation de l'ensemble de ses travaux, concernant à la fois les techniques chirurgicales, la taille de la tumeur, la durée du follow-up, le taux de récidives locales et la satisfaction des patientes[75] (Table 7.2).

Table 7.2 Actualisation de l'ensemble des études de MUNHOZ[75]. Résultats oncologiques et esthétiques des techniques de réduction mammaire thérapeutique.

Auteurs	Année	Technique	N	Taille tumorale (cm)	Follow-up (mois)	Récidive locale (%)	Satisfaction des patientes (%)
PAPP et al	1998	Pédicule supérieur	10	NR	52	5	95
NOS et al	1998	Pédicule supérieur	50	3.25	48	7	85
SPEAR et al	2003	Pédicule supérieur	56	NR	46	6.9	91
CLOUGH et al	2003	Pédicule supérieur	101	3.2	24	0	88
CHANG et al	2004	Pédicule supérieur	37	0.6-5.2	NR	0	NR
GOFFMAN et al	2005	Pédicule supérieur	57	NR	18	13	82
MUNHOZ et al	2006	Pédicule supérieur	74	2-4.0	22	0	93
MUNHOZ et al	2006	Pédicule supéro-médial	39	2-4.0	20	0	90
MUNHOZ et al	2007	Pédicule inférieur	26	2-4.0	21	0	89
FITOUSSI et al	2010	Pédicule supérieur	540	2.9	49	6.8	90

Notre étude s'inscrit comme un élément de plus à cet édifice avec un follow-up de 32 mois superposable à ceux repris dans la Table 7.2, qui ne dépassait jamais 60 mois (5 ans).

CHAPITRE 8

Problématique des marges de résection

8.1 Rappel de la littérature

Dès l'étude de FISHER[4] de 1976, le traitement conservateur impliquait des tranches de section libres de tumeur. Depuis lors, de nombreuses publications ont essayé de préciser les notions de tranches de section saines et les conséquences chirurgicales et oncologiques. Récemment, COUCKE et al[137] ont réalisé une revue de la littérature dans ce domaine. Selon ces auteurs, il est difficile de comparer les données pour plusieurs raisons, notamment à cause de la définition exacte de « tranche de section négative » par rapport à « tranche de section positive ». Il rappelle également que l'établissement des marges est un processus d'échantillonnage qui n'est pas à l'abri d'erreurs. Il a en effet été démontré qu'il faut au moins 3000 coupes histologiques pour examiner complètement la surface d'un spécimen sphérique de seulement 2 cm de diamètre.[138] Il est important dès lors de préciser non seulement la marge autour de la tumeur en millimètres, mais aussi le nombre de tranches de section positives (Table 8.1).

Table 8.1 Contrôle local à 5 et 10 ans en fonction du nombre de tranches de section positives selon Coucke[137] (modifié)

Nombre de tranches de section positives	Contrôle local à 5 ans	Contrôle local à 10 ans
1	91 %	74 %
> 1	77 %	63 %

Par ailleurs, il n'y a actuellement pas de consensus sur la définition de tranche de section proche ou négative. COUCKE et al remarquent qu'il y a une différence importante entre la perception aux Etats-Unis et en Europe.[137] Aux Etats-Unis, plus de 50 % des personnes concernées par le traitement du cancer du sein considèrent l'absence de cellules sur la tranche de section encrée de la pièce comme une tranche de section négative tandis qu'en Europe, la plupart considère une tranche de section négative s'il y a un minimum de distance de 2 mm.[139]

Dans les essais randomisés, la définition des marges saines pour les tumeurs n'est malheureusement pas toujours la même comme le montre la Table 8.2.

Table 8.2 Définition d'une marge de tumeur dans des études randomisées.[137, modifié]

Essai	Années	Définition des marges
NSABP	1976 - 1984	Pas de tumeur au niveau encré
NCI	1979 - 1987	Pas de définition des marges
EORTC	1980 - 1986	Nécessité d'une marge macroscopique de 1 cm
IGR	1972 - 1980	Nécessité d'une marge de 2 cm
Milan	1973 - 1980	Quadrantectomie avec une marge de 2 à 3 cm

NSABP : National Surgical Adjuvant Breast and Bowel Project;
NCI : National Cancer Institute;
EORTC : European Organization for Research and Treatment of Cancer;
IGR : Institut Gustave Roussy.

Plus récemment, en 2010, AZU[140] a effectué une enquête auprès de plus de 300 chirurgiens avec différents scénarios cliniques :
- scénario A : cancer invasif avec radiothérapie
- scénario B : DCIS avec radiothérapie
- scénario C : DCIS sans radiothérapie

L'enquête a montré qu'aucune définition de la taille des marges proposée (pas d'encre sur la tumeur, supérieures à 1-2 mm, supérieures à 5 mm, supérieures à 1 cm), n'est retrouvée chez plus de 50 % des chirurgiens, lorsque la radiothérapie est prévue, que ce soit pour un cancer invasif ou un DCIS ! Ces résultats sont similaires à ceux de TAGHIAN[139] en 2005 et le manque de consensus est la cause de la difficulté de standardisation des études. Indépendamment des considérations de distance, les méthodes pratiques d'analyse anatomo-pathologique peuvent également changer. Ainsi, WILEY[141] en 2003, démontre que la probabilité d'identifier un cancer invasif résiduel après une tumorectomie initiale diminue de façon significative entre le moment du prélèvement et celui de l'analyse. Dans le même ordre d'idées, WRIGHT[142] montrait une variation importante du taux de tranches de section allant de 15 à 49 % quand la technique de l'évaluation anatomopathologique des marges change de marges perpendiculaires à des marges tangentes, alors que la pratique chirurgicale n'a pas changé dans cet intervalle. Cette absence de définition des marges a des implications cliniques : si la tranche de section est positive, une ré-excision doit être effectuée (le taux de ré-excision varie de 20 à 60 %).

D'autres auteurs ont effectué des revues de littérature sur l'importance des marges chirurgicales dans le traitement conservateur. Ainsi, SINGLETARY[143], en 2002, concluait à l'époque que si les différentes études ne montraient pas encore de notion précise de tranche de section négative, il était parfaitement clair qu'il était absolument inacceptable d'avoir des cellules tumorales directement sur le bord de la pièce excisée quel que soit le type de traitement de thérapie adjuvante post-chirurgicale. Une autre technique chirurgicale, utilisée dans notre série, implique des analyses macroscopiques extemporanées qui font que l'exérèse se poursuit jusqu'au moment où on obtient des tranches de section négatives. A noter qu'en per-opératoire, une première mesure des marges est réalisée avec une étude macroscopique. Par expérience, les tailles des marges macroscopiques seront toujours surévaluées après analyse microscopique, d'où l'importance des recoupes per opératoire lors de la résection tumorale pour obtenir des marges per opératoire de plus de 2 mm.

On peut se demander si cela a un impact d'essayer d'obtenir des tranches de section négatives pendant l'intervention par rapport à une éventuelle ré-excision secondaire quelques jours plus tard en fonction des résultats définitifs.

NASIR[144], en 2003, a étudié une série de 125 patientes avec une excision large et des tranches de section positives. L'objectif était d'évaluer le résidu tumoral entre des patientes avec une ré-excision immédiate lors de l'intervention princeps par rapport à des patientes pour lesquelles l'intervention a été retardée entre 13 et 69 jours. Le résultat est parlant dans la mesure où il montre que des tumeurs résiduelles ont été détectées chez 40 des 64 patientes lorsque la ré-excision a été immédiate, mais seulement sur 61 patientes (33 vs. 62 % des patientes ; p < 0.001) lorsque la ré-excision a été secondaire. Les deux groupes ont évidemment été appariés en fonction des variables démographiques et histopathologiques. Il donne comme explication biologique que des mécanismes de régénération pourraient jouer un rôle important en réduisant les maladies résiduelles après une résection secondaire, et ajouteraient un élément supplémentaire à l'action cytotoxique de la radiothérapie adjuvante. Cela voudrait-il dire qu'il n'est pas impératif d'effectuer lors de l'intervention initiale l'obtention finale des tranches de section négatives pour autant qu'une intervention secondaire soit effectuée, une partie des cellules tumorales étant détruite par des phénomènes biologiques locaux ? Nous estimons qu'il ne faut pas poursuivre le raisonnement aussi loin, car il est préférable d'effectuer une chirurgie en un temps, diminuant ainsi le nombre d'interventions chirurgicales, les phénomènes de cicatrisation et les complications éventuelles. Il faut aussi ajouter que le geste d'oncoplastie a modifié significativement la cartographie du sein, rendant très aléatoire une résection ciblée pour une tranche de section positive.

Il est aussi utile de s'interroger sur le fait de savoir si pour obtenir des tranches de section négatives, le nombre d'interventions nécessaires est un facteur de risque supplémentaire par rapport au taux de récidive. En effet, si NASIR montre qu'il y a moins de tissus pathologiques résiduels lorsque l'excision est faite secondairement, est-ce pour cela qu'il y a éventuellement moins de récidives à long terme ? C'est tout l'intérêt de la publication de MENES[145] en 2005 qui a publié une analyse multivariée à propos de 459 patientes avec les différents facteurs de risque de récidive locale. Le follow-up moyen était de 78 mois avec un taux de récidive locale de 5 %, donc 28 patientes. Les facteurs de

risque de récidive locale sont les facteurs classiques comme le jeune âge et
l'absence de radiothérapie postopératoire. Cependant, un élément intéressant
est le nombre de ré-excisions pour obtenir des tranches de section négatives.
L'auteur conclut que le risque de récidive locale est d'autant plus élevé que le
nombre de ré-excisions pour obtenir des tranches de section saines est élevé.
Cependant, cela peut aussi traduire une forme à plus haut risque de récidive
locale comme un carcinome lobulaire, ce n'est pas le fait de ré-exciser qui est
déterminant mais le type de tumeur sous-jacent.

La technique chirurgicale d'analyse extemporanée des marges utilisées dans
notre service est défendue par de nombreuses équipes. Ainsi, l'expérience du
MD Anderson publiée en 2007 par CABIOGLU[146] sur 264 patientes montre
que l'établissement per-opératoire des marges comprenant l'examen
macroscopique, la radiographie du spécimen et éventuellement des frozen
sections permettait à plus qu'un quart de ces patientes d'obtenir des tranches de
section négatives grâce la ré-excision lors de l'intervention primaire.

D'autres techniques sont effectuées, comme le rappelle HUSTON[147] dans une
étude analysant l'influence des marges additionnelles chez 171 patientes
réparties en 3 groupes selon le type de tumorectomie effectuée. Le premier
groupe représente une tumorectomie avec ré-excision de 4 à 6 marges ; le
deuxième une ré-excision de 1 à 3 marges et le troisième simplement la
tumorectomie. Le premier groupe présente un taux de ré-opération de 17.7 %,
le deuxième groupe un taux de ré-opération de 32.5 % et le troisième de 38.7 %
à cause de marges inadéquates. Il est important de signaler que le volume total
dans les 3 groupes vaut respectivement 129.19 cm³, 46.04 cm³ et 37.44 cm³. Il
conclut que la résection complète de 4 à 6 marges additionnelles pendant le
traitement initial résulte en un taux plus bas de réintervention. Il en va de même
de volumes de résection plus élevés en fonction des 3 techniques comparées.
Des études complémentaires sont cependant nécessaires pour évaluer
l'influence du nombre de ces marges additionnelles sur le résultat esthétique et
surtout sur le taux de récidive locale.

8.2 Cas particulier de la chirurgie oncoplastique

Les articles précédents traitaient de la définition d'une tranche de section négative, des techniques chirurgicales permettant des tranches de section négatives dès la première intervention, de l'influence sur les résultats anatomo-pathologiques d'interventions successives de ré-excision et de l'influence de ces ré-excisions successives sur les taux de récidive locale. Il s'agissait d'études concernant des tumorectomies classiques sans chirurgie oncoplastique. Dans le domaine de la chirurgie oncoplastique, des études se sont particulièrement attardées à la modification éventuelle des tranches de section par rapport à la chirurgie du traitement conservateur standard et les conséquences à la fois oncologiques et sur les complications chirurgicales.

En 2005, l'équipe de KAUR et PETIT de Milan a publié une étude intéressante comparant les marges en cas de chirurgie oncoplastique et les marges en cas de quadrantectomie chez 60 patientes.[43] Ils ont réparti leurs patientes en 2 groupes, l'un avec oncoplastie et l'autre avec une quadrantectomie standard, et leur protocole opératoire décrit une marge macroscopique de 1 cm de tissu sain. L'étude s'est référée aux critères habituels de tranches de section positives et négatives, car leur guideline institutionnel définit une marge suffisante lorsqu'il n'y a pas de tumeur dans 1 cm par rapport à la pièce chirurgicale, alors que dans la littérature[43-44,137,148], la distance discriminante est de 2 mm. Le volume moyen de résection de la série est de 200.18 cm^3 dans le groupe d'oncoplastie et de 117.55 cm^3 dans le groupe de quadrantectomie seule. Les auteurs remarquent que les volumes de résection plus grands dans les cas d'oncoplastie résultent d'un objectif de symétrie par rapport au sein controlatéral plutôt que de la nécessité d'obtenir des marges plus larges. L'objectif de cette étude était de montrer que la chirurgie oncoplastique permettait des marges plus larges que les techniques habituelles, ce qui, pour eux, augmentait la sécurité oncologique du traitement. Les résultats montrent que des marges négatives selon les critères internationaux, c'est-à-dire moins de 2 mm, étaient obtenues dans la plupart des cas de chirurgie oncoplastique (25 % vs. 17 % ; $p < 0.05$). De plus, la marge chirurgicale moyenne était plus grande (8.5 mm vs. 6.5 mm) en chirurgie oncoplastique.

Dans la même lignée, GIACALONE[44] a étudié un groupe de 74 patientes. Il a comparé les volumes de résection et les marges et a conclu que l'oncoplastie offrait un avantage supplémentaire en termes de volume avec une augmentation des marges de plus de 5 mm et de 10 mm. Pour lui, cet élément est intéressant du point de vue oncologique. Il n'a cependant pas d'arguments pour dire qu'une marge supérieure à 2 mm apporte un intérêt oncologique. Dans cette étude, le volume moyen de résection était comparable à celui de KAUR, c'est-à-dire 234 cm³ en oncoplastique contre 114 cm³ en non oncoplastique. Nous montrerons au Chapitre 10 que le volume plus important des tissus excisés est obtenu sans complication postopératoire additionnelle et sans séjour hospitalier plus long. Cependant, dans le cas particulier des carcinomes canalaires in situ, HOLLAND[149] a montré que des marges de 10 mm conduisaient à une probabilité de récidive plus faible.

SCHAVERIEN et al[150] donnent des explications techniques sur la réalisation des gestes utilisés en chirurgie oncoplastique : le geste chirurgical est effectué en parallèle entre le sein pathologique et le sein hétérolatéral. Lorsqu'ils estiment avoir enlevé la totalité de la tumeur avec des marges saines, ils effectuent la réduction hétérolatérale, puis complètent la résection du côté pathologique pour arriver à un volume total de résection au niveau du sein pathologique de 80 % du poids enlevé de l'autre sein. Selon ces auteurs, la symétrie finale se trouve améliorée après la radiothérapie et augmente davantage la probabilité de marges saines du côté pathologique. L'argument avancé pour cette technique est que si le taux de tranches de section positives est classiquement plus faible dans la littérature dans les traitements oncoplastiques que dans le traitement conservateur standard, la reprise chirurgicale est beaucoup plus difficile, car le parenchyme glandulaire a été remanié et ils leur semblent donc plus important d'être sûr dès la première intervention d'obtenir une résection complète. Ils s'inscrivent ainsi dans la lignée de MUNHOZ[82] et de CARUSO[151] qui expliquent que l'utilisation d'analyses extemporanées bien réalisées doit permettent de diminuer le taux de ré-excision.

8.3 Expérience locale des marges

La distribution des patientes de notre étude (N=72) en fonction des marges est décrite dans la Table 8.3 et la Table 8.4 (en utilisant la définition de KAUR et PETIT[43]).

Table 8.3 Distribution des patientes avec marges ≤ 1 mm et marges > 1 cm

Localisation	Marges ≤ 1 mm	Marges > 1 cm
Marges supérieures	9,7 %	68,6 %
Marges inférieures	6,9 %	64,2 %
Marges internes	2,8 %	70,8 %
Marges externes	2,8 %	68,3 %
Marges antérieures	2,8 %	50,0 %
Marges profondes	4,2 %	42,4 %

Table 8.4 Distribution des patientes avec marges < 2 mm et marges ≥ 2 mm

Localisation	Marges proches < 2 mm	Marges ≥ 2 mm
Marges supérieures	9,7 %	90,3 %
Marges inférieures	9,7 %	90,3 %
Marges internes	2,8 %	97,2 %
Marges externes	2,8 %	97,2 %
Marges antérieures	5,6 %	94,4 %
Marges profondes	5,6 %	94,4 %

A l'exception des tranches de section antérieures et profondes où on obtient entre 40 et 50 % de marges plus grandes que 1 cm, toutes les autres marges ont entre 64 et 71 % de marges plus grandes que 1 cm. Par contre, alors qu'au niveau des marges supérieures et inférieures, on est entre 7.5 et 10 % de marges plus petites que 1 mm, les valeurs se situent entre 3 et 4.3 % pour toutes les autres positions de marges plus petites que 1 mm.

Les données reprises à la Table 8.4 sont plus utiles en pratique car elles répondent aux critères « européens ». Si on analyse du point de vue tridimensionnel les marges, dans plus de 90 % des patientes de notre série, les marges sont plus grandes ou égales à 2 mm et c'est au niveau des marges supérieures, inférieures et antérieures qu'on obtient environ 10 % de marges proches, c'est-à-dire des marges inférieures à 2 mm, même si aucune tranche de section n'est positive. Les marges internes et externes sont seulement dans moins de 3 % des cas inférieures à 2 mm.

L'analyse précise des marges utilisées dans notre étude montre que les techniques chirurgicales, accompagnées des analyses extemporanées, permettant de faire des résections jusqu'à obtenir des tranches de section saines du point de vue macroscopique, montrent un taux élevé de marges égales ou supérieures à 2 mm. Ce taux élevé est obtenu sans déformation importante du sein car une chirurgie oncoplastique est effectuée. Cependant, vu le faible effectif de notre série, il est difficile de vérifier une possible influence sur le taux de récidive locale. Rappelons cependant que selon la méta-analyse de HOUSSAMI[12], l'adoption d'une définition de marges minimales élimine dans la majorité des patientes la chirurgie oncoplastique qui est coûteuse et augmente la morbidité. Selon notre expérience, si l'aspect coûteux est relatif par rapport aux éventuels bénéfices psychologiques et aux interventions secondaires, par exemple la symétrisation, la morbidité n'est pas un problème.

Parmi les 6 marges mesurées, dès que l'une est < 2 mm, on dit que la patiente a une « marge proche non positive » (vérifiée par un pathologiste en per-opératoire). De la Table 8.5, on peut conclure que les patientes avec marges proches sont en moyenne plus jeunes (54.2 ± 10.4 vs. 59.4 ± 9.8 ans, $p = 0.042$) et ont un IMC plus faible (24.4 ± 4.6 vs. 27.0 ± 5.2 kg/m², $p = 0.044$) que les autres patientes. Par contre, il n'y a pas de corrélation avec la ménopause ou la taille du soutien-gorge.

Table 8.5 Caractéristiques démographiques et biométriques des patientes en fonction de la marge (< 2 mm ou ≥ 2 mm)

Paramètre	N	Marge < 2 mm Moyenne ± SD Nombre (%)	Extrêmes	N	Marge ≥ 2 mm Moyenne ± SD Nombre (%)	Extrêmes	p-value
Age (années)	25	54.2 ± 10.4	36.8 – 76.0	45	59.4 ± 9.8	39.8 – 77.8	0.042
Poids (kg)	25	66.6 ± 11.3	45.0 – 88.0	45	70.7 ± 13.2	49.0 – 100	0.19
Taille (cm)	25	164 ± 6.0	152 – 176	45	162 ± 6.3	148 – 175	0.12
IMC (kg/m^2)	25	24.4 ± 4.6	18.0 – 34.0	45	27.0 ± 5.2	19.0 – 39.0	0.044
Ménopause	25			45			0.40
Non		8 (32.0)			10 (22.2)		
Oui		17 (68.0)			35 (77.8)		
SG poche	18			40			0.11
B		4 (22.2)			8 (20.0)		
C		8 (44.4)			11 (27.5)		
D		6 (33.3)			10 (25.0)		
E		0 (0.0)			10 (25.0)		
I		0 (0.0)			1 (2.5)		
SG périmètre (cm)	16	91.6 ± 8.1	70.0 - 105	35	97.9 ± 11.5	75.0 - 120	0.055

8.3.1 Influence de la latéralité et quadrant

Notre étude ne montre pas de différence significative des différents quadrants sur le type de marge (Table 8.6). Il s'agit d'un résultat intéressant puisque certains quadrants, par exemple le quadrant supéro-interne, sont réputés difficiles au niveau chirurgical. Toutefois, le pourcentage de marges proches obtenu est similaire aux autres quadrants.

Table 8.6 Latéralité et quadrant en fonction de la marge (< 2 mm ou ≥ 2 mm)

Paramètre	N	Marge < 2 mm Nombre (%)	N	Marge ≥ 2 mm Nombre (%)	p-value
Latéralité	25		45		0.99
Gauche		12 (48.0)		22 (48.9)	
Droite		13 (52.0)		23 (51.1)	
Quadrant	25		45		0.77
1		7 (28.0)		11 (24.4)	
2		2 (8.0)		7 (15.6)	
3		1 (4.0)		5 (11.1)	
4		10 (40.0)		13 (28.9)	
5		2 (8.0)		4 (8.9)	
7		0 (0.0)		2 (4.4)	
8		3 (12.0)		3 (6.7)	

8.3.2 Influence du type anatomopathologique de la tumeur

Les caractéristiques anatomopathologiques des tumeurs opérées n'ont eu aucune influence sur les marges (Table 8.7 et Table 8.8).

Table 8.7 Anatomo-pathologie en fonction de la marge (< 2 mm ou ≥ 2 mm)

		Marge < 2 mm		Marge ≥ 2 mm	
Paramètre	N	Nombre (%)	N	Nombre (%)	p-value
Biopsie	25		45		0.37
CC in situ		1 (4.0)		3 (6.7)	
CC infiltrant		18 (72.0)		37 (82.2)	
CL infiltrant		4 (16.0)		4 (8.9)	
Tumeur phyllode		1 (4.0)		0 (0.0)	
C métaplasique		0 (0.0)		1 (2.2)	
Lésion sclérosante complexe		1 (4.0)		0 (0.0)	

Ni le type anatomopathologique de la tumeur, ni son taux de récepteurs, ni les index de prolifération, ni le Bloom, ne sont des facteurs significatifs. Par contre, les patientes avec marges inférieures à 2 mm ont une taille de résection médiane (88 vs. 258 cm^3 ; p = 0.0002) et un poids de résection médian (50.6 vs. 106 g ; p = 0.0016) plus faibles.

Table 8.8 Tumorectomie en fonction de la marge (< 2 mm ou ≥ 2 mm)

		Marge < 2 mm			Marge ≥ 2 mm		
Paramètre	N	Moyenne ± SD Nombre (%)	Extrêmes	N	Moyenne ± SD Nombre (%)	Extrêmes	p-value
Taille tumeur (mm)	25	18.7 ± 9.82	6.0 – 50.0	45	19.5 ± 14.0	0.0 – 80.0	0.80
Taille résection (cm^3)	25	111 ± 83.7 88.0*	1.20 – 319	44	420 ± 814 258*	1.5 – 5304	0.0002
Poids résection (g)	22	62.3 ± 40.5 50.6*	17.0 – 175	40	136 ± 146 106*	18.7 – 903	0.0016
Harpon	25			45			0.80
Non		15 (60.0)			25 (55.6)		
Oui		10 (40.0)			20 (44.4)		
ER	24			42			0.73
<10		3 (12.5)			8 (19.0)		
≥ 10		21 (87.5)			34 (81.0)		

Table 8.8 (suite) Tumorectomie en fonction de la marge (< 2 mm ou ≥ 2 mm)

Paramètre	N	Marge < 2 mm Moyenne ± SD Nombre (%)	Extrêmes	N	Marge ≥ 2 mm Moyenne ± SD Nombre (%)	Extrêmes	p-value
PgR	24			42			0.78
<10		8 (33.3)			12 (28.6)		
≥ 10		16 (66.7)			30 (71.4)		
Ki-67	24			42			0.60
≤ 16		10 (41.7)			14 (33.3)		
> 16		14 (58.3)			28 (66.7)		
HER2	24			42			0.040
0		3 (12.5)			11 (26.2)		
1+		16 (66.7)			13 (31.0)		
2+		5 (20.8)			15 (35.7)		
3+		0 (0.0)			3 (7.1)		
Fish	5			17			0.99
−		4 (80.0)			12 (70.6)		
+		1 (20.0)			5 (29.4)		
Bloom	22			41			0.80
1		3 (13.6)			4 (9.8)		
2		10 (45.5)			22 (53.7)		
3		9 (40.9)			15 (36.6)		
Emboles	24			44			0.78
−		18 (75.0)			31 (70.5)		
+		6 (25.0)			13 (29.5)		

* Médiane

Les résultats des dosages HER2 sont significativement différents en fonction de la marge des tumeurs, mais cela n'a pas d'impact sur le Fish (p=0.099).

8.3.3 Influence de la technique chirurgicale

Du point de vue chirurgical (Table 8.9), on note que le type de pédicule utilisé pour la chirurgie oncoplastique n'a aucun impact sur le pourcentage de marges proches ou à distance. Par contre, parmi les patientes ayant un poids extra-tumoral supérieur à la médiane (26 g), la proportion avec marges proches est plus faible que parmi les patientes ayant un poids extra-tumoral inférieur à la médiane (p=0.045). Le poids extra-tumoral est le poids total réséqué moins le poids de la pièce de tumorectomie. Ce poids extra-tumoral est donc lié à une résection pour une motivation esthétique et non oncologique.

Table 8.9 Type de pédicule en fonction de la marge (< 2 mm ou ≥ 2 mm)

Paramètre	N	Marge < 2 mm Nombre (%)	N	Marge ≥ 2 mm Nombre (%)	p-value
Pédicule coté tumoral	25		44		0.62
supérieur		1 (4.0)		0 (0.0)	
Supéro-interne		16 (64.0)		32 (72.7)	
Supéro-externe		3 (12.0)		2 (4.5)	
Inférieur		3 (12.0)		4 (9.1)	
Autre type pédicule		0 (0.0)		2 (4.5)	
Autre technique		1 (4.0)		1 (2.3)	
Thorek		0 (0.0)		2 (4.5)	
Sup-int+thorek		1 (4.0)		1 (2.3)	
Poids extra-tumoral (g)	25		40		0.045
≤ 26		17 (68.0)		17 (42.5)	
> 26		8 (32.0)		23 (57.5)	

8.4 Etat de la question en 2014

HOUSSAMI et al.[12] ont récemment publié une synthèse des données de la littérature concernant la problématique des marges dans la chirurgie conservatrice du cancer du sein. Comme AZU[140] en 2010, ils ont au préalable évalué une perspective clinique en interrogeant 318 chirurgiens du sein pour savoir quelle était exactement leur définition de marge négative ou qui ne nécessitait pas la ré-excision. Parmi les définitions proposées, à savoir une tumeur dont les tranches de section ne sont pas touchées par l'encre, des marges plus grandes que 1-2 mm, plus grandes que 5 mm et plus grandes que 10 mm, aucune n'a été formulée par plus de 50 % des répondants comme étant une nécessité de ré-excision ! Cette définition de marge est importante parce qu'elle détermine un taux de ré-excision et que le besoin de ré-excision après de larges quadrantectomies augmente la probabilité d'un mauvais résultat esthétique. De plus, les interventions peuvent être traumatisantes pour les patientes et leurs familles et augmentent aussi les coûts des soins de santé.

Les chirurgiens interrogés se demandent ce qu'est réellement une marge négative, signalant qu'il y a beaucoup de confusion à ce sujet, avec la croyance qu'une tranche de section négative indique l'absence de tumeur résiduelle dans le sein. Ainsi, dans une étude histologique détaillée de spécimen de mastectomie, HOLLAND et al[152] ont démontré que seulement 39 % des 264 cas avec tumeur unifocale n'avaient pas de foyer tumoral en dehors de la tumeur primitive et dans 41 % des cas, des foyers tumoraux ont été trouvés à plus de 2 cm de la tumeur primitive. Les auteurs concluaient qu'une tranche de section négative n'exclut pas la présence de maladie résiduelle ! Dans ce contexte, une tranche de section négative met en évidence une population de patientes qui a une masse tumorale résiduelle, suffisamment petite toutefois pour être contrôlée, par exemple, par la radiothérapie.

Les auteurs ajoutent aussi que plus que la marge, le taux de décès par cancer varie évidemment selon les sous-types de cancers, que ce soient ceux déterminés par les récepteurs aux œstrogènes, les récepteurs à la progestérone ou HER2. Il en est de même pour le risque de récidive locale. L'étude de GURDAL et al[153] n'est pas parvenue à montrer une association entre un cancer triple négatif et une plus grande probabilité de maladie résiduelle, suggérant donc que l'augmentation du taux de récidives locales vue avec les cancers triples négatifs comme d'ailleurs l'augmentation du taux de métastases à distance, est davantage le reflet d'une biologie plus agressive de ce sous-type de cancer plutôt qu'une problématique des marges.

L'étude de HOLLAND et al s'est aussi intéressée à la reproductibilité des mesures des marges avec notamment comme référence l'étude du Memorial Sloan Kettering Cancer Center à New York qui montre que suivant que l'on fait une marge avec une méthode radiaire ou une marge avec une méthode dite « shave up », c'est-à-dire tangentielle, le taux de marges change de façon radicale et significative ($p < 0.001$) de 16 à 49 % alors qu'il n'y a aucun changement dans les techniques chirurgicales.

Enfin, il subsiste la question fondamentale suivante : y a-t-il une relation entre la largeur des marges et le taux de récidives locales ? HOUSSAMI a effectué une méta-analyse et a conclu sur plus de 28 000 patientes que l'adoption de marges plus larges que des tranches de section déclarées négatives n'a pas de bénéfice additionnel substantiel du point de vue du contrôle local à long terme par rapport à une tranche de section simplement négative.[154] Il est intéressant de noter que cette notion avait déjà été mise en avant par LIFRANGE et al en 2011 ; ceux-ci, dans une série de 427 cancers du sein chez 411 patientes, avaient noté un taux de récidive locale de 4.5% en appliquant déjà cette technique chirurgicale d'une résection tumorale en marges microscopiquement saines (absence de lésion tumorale au contact des marges d'exérèse) et cela sans limite inférieure en mm.[121]

De plus, l'utilisation du traitement systémique a également un effet substantiel sur le risque de récidive locale. Dans l'étude de l'EBCTCG[10], le taux de récidives locales à dix ans est passé de 18.6 % à 8.7 % avec le tamoxifène, donc une réduction de plus de 50 %. L'utilisation des inhibiteurs de l'aromatase en plus du tamoxifen résulte en une réduction supplémentaire de 20 à 50 % du risque de récidive locale, comparée au traitement du tamoxifen seul. Cet effet est d'ailleurs vu aussi bien avec la chimiothérapie qu'avec la thérapie hormonale. Ce taux de réduction dans les récidives locales apparaît être indépendant de la chirurgie (traitement conservateur ou mastectomie). Les améliorations remarquables dans le contrôle local avec un traitement systémique observé dans de multiples études prospectives randomisées sont évidemment d'une importante considération dans toute discussion concernant l'éventuelle augmentation de mm des marges pour une augmentation du contrôle local.

Pour HOUSSAMI et al, du point de vue pratique, la décision la plus importante concernant l'activité clinique quotidienne est qu'il n'est pas nécessaire d'avoir des marges plus importantes que des tranches de section négatives. Cependant, la problématique des marges négatives de moins 1 mm ne peut être tout à fait éclaircie vu l'absence d'études suffisantes. Par ailleurs, comme discuté précédemment, la variabilité dans l'établissement des marges étant ce qu'elle est, le panel s'interroge pour savoir si des tranches de section négatives ou des marges de 1 mm sont significativement différentes. En partant de ces résultats, les auteurs concluent que la définition de marge minimale élimine dans la majorité des patientes l'indication de chirurgie oncoplastique qu'ils estiment coûteuse et source de morbidité augmentée !

Plus récemment (novembre 2014), LOSKEN et al[155] ont réfuté cette affirmation. Dans une étude sur 207 patientes, ils montrent que la réalisation de chirurgie oncoplastique diminue le taux de ré-excision pour tranches de section positives, peu importe la définition de marges pour autant qu'elles soient négatives. Dans cette étude, le taux de conversion en mastectomie était plus élevé après un traitement conservateur seul, ce qui est contradictoire avec les résultats de la méta-analyse de LOSKEN et al[126]. Le bénéfice de la chirurgie oncoplastique est également confirmé par AUDRETSCH[156] qui estime que la problématique des marges est un aspect mineur dans le développement de la chirurgie oncoplastique car le but premier de la chirurgie oncoplastique n'est pas d'étendre des marges de façon inutile. Il s'agit davantage de problèmes purement anatomiques permettant d'obtenir des résultats esthétiques satisfaisants dans des seins avec un rapport taille de tumeur et taille du sein défavorables.

L'établissement per-opératoire des marges a été aussi étudié de façon systématique par BUTLER-HENDERSON.[157] Cette revue de littérature concerne les différentes techniques disponibles, de l'anatomopathologie aux ultrasons, la spectroscopie par radiofréquences, la mammographie digitale et la tomographie optique. Elle conclut que les méthodes anatomopathologiques per-opératoires sont les plus précises. Toutefois, si la sensitivité, la spécificité et la précision des méthodes per-opératoires sont élevées, elles prennent du temps, une moyenne de 20-30 minutes en moyenne, ce qui impacte les coûts, la réduction du nombre de cas traités par jour, le temps supplémentaire sous anesthésie et fatalement la productivité du personnel du bloc opératoire qui doit attendre les résultats. Cependant, nous pensons que cette « perte de temps » est moins valable en chirurgie oncoplastique, car l'attente du résultat per-opératoire des marges permet déjà, en fonction des dessins préétablis, de commencer éventuellement une désépidermisation ou un isolement de la plaque aréolo-mamelonnaire sur son pédicule. Par ailleurs, le geste hétérolatéral peut débuter pendant cette partie ; il ne s'agit pas d'une perte de temps au sens strict puisqu'aucune ré-intervention n'a été relevée dans notre série. On a pu bénéficier des analyses extemporanées dans tous les cas jusqu'à obtenir des tranches de section saines. L'objectif du chirurgien oncologue est une marge per-opératoire macroscopique supérieure ou égale à 4 mm.

8.5 Recommandations actuelles en matière de marges

De manière à établir les guidelines de la SSO/ASTRO, MORAN et al[158] ont publié en mars 2014 une méta-analyse débouchant sur un consensus multidisciplinaire avec une revue systématique de 33 études comportant plus de 28.000 patientes. Les auteurs concluent que des tranches de section positives (de l'encre sur un carcinome invasif ou un carcinome in situ) sont associées à un doublement du risque de récidive du cancer du sein homolatéral par rapport à des tranches de section négatives. Cette augmentation du risque n'est pas modifiée par une biologie favorable, un traitement hormonal ou un boost de radiothérapie. Des marges plus grandes que l'absence d'encre sur la tumeur ne diminuent pas de façon significative ce taux de récidive comparées à l'absence d'encre sur la tumeur. Il n'y a pas d'évidence que des marges plus larges réduisent le taux de récidive chez des patientes jeunes ou pour celles avec une biologie défavorable, des cancers lobulaires ou des cancers avec une composante intracanalaire extensive. Les auteurs résument la situation en considérant que l'absence d'encre sur la tumeur comme le standard pour une résection des marges adéquates dans le cadre d'un traitement d'un cancer invasif à l'époque de la thérapie multidisciplinaire est associé à de faibles taux de récidive locale et à la possibilité de diminuer les taux de ré-excision, d'améliorer les résultats esthétiques et de diminuer les coûts des soins de santé.

CHAPITRE 9

Chimiothérapie néoadjuvante

9.1 Introduction

La chimiothérapie néoadjuvante est la réalisation d'une chimiothérapie avant le traitement chirurgical. Ses indications sont bien codifiées et basées principalement sur le résultat des biopsies, le volume de la tumeur et le stade clinique (tumeur $\geq$ 4 cm, N^+ clinique ou échographie avec ponction positive ou s'il y a une indication formelle de chimiothérapie, par exemple récepteurs aux œstrogènes négatifs, récepteurs à la progestérone négatifs, récepteurs HER2 négatifs ou positifs). CAUDLE et KUERER[148] insistent sur les modifications de stade par rapport à l'utilisation d'une chimiothérapie néoadjuvante. Ainsi, plus de la moitié des patientes présentant un stade clinique II/III peuvent être ramenées en un stade pathologique 0/I.

L'approche néoadjuvante peut être utile pour les chirurgiens parce qu'elle permet de diminuer le volume de la tumeur, ce qui rend un traitement conservateur possible chez des patientes qui, au début, n'étaient pas candidates. Dans le NSABP B-18 qui randomise les patientes en deux groupes, celles avec une chimiothérapie néoadjuvante et celles avec une chimiothérapie adjuvante, seulement 3 % des femmes qui présentaient une tumeur supérieure à 5 cm étaient considérés comme candidates pour un traitement conservateur avant traitement, mais la chimiothérapie néoadjuvante a permis à 22 % de ces patientes d'avoir un traitement conservateur après une diminution de la tumeur.[159]

Une méta-analyse réalisée par MIEOG en 2007 estime que 17 % des patientes qui nécessitaient une mastectomie peuvent bénéficier d'un traitement conservateur grâce à la chimiothérapie néoadjuvante.[160] On peut rapprocher de cette méta-analyse la publication de COCHRANE[48] qui rappelle l'intérêt d'essayer, au niveau esthétique pour les patientes, la réalisation d'un traitement conservateur plutôt qu'une mastectomie : « 83 % des patientes sont satisfaites de leur apparence après un traitement conservateur quand moins de 10 % du volume mammaire sont enlevés à comparer à 37 % de patientes satisfaites si plus de 10 % sont enlevés ». Toutefois, certains craignent le fait qu'une chimiothérapie néoadjuvante pourrait rendre impossible le traitement conservateur chez les patientes qui auraient été initialement candidates vu la progression de la maladie. Dans une étude du MD Anderson[161] portant sur 1928 patientes ayant eu une chimiothérapie néoadjuvante, seulement 3 % (59 patientes) ont eu une progression durant le traitement. De ces 59 patientes, 40 (68 %) ont eu une mastectomie, mais seulement 3 étaient candidates pour un traitement conservateur avant cette chimiothérapie néoadjuvante, mais ne l'étaient plus à cause de la progression de la maladie. Les auteurs ont pu aussi montrer que si l'utilisation d'une chimiothérapie néoadjuvante ne modifie pas le volume de tissus réséqués chez les patientes qui ont une petite tumeur (inférieure à 2 cm), les patientes qui ont une taille de tumeur supérieure à 2 cm ont un plus petit volume de tissus réséqués s'il y a une chimiothérapie néoadjuvante (113 vs. 213 cm³, p = 0.004) pour des tailles de tumeurs moyennes similaires.

Une étude publiée par MAZOUNI[162] en 2013 a porté sur 259 patientes qui ont bénéficié d'une chimiothérapie néoadjuvante, suivie d'un traitement conservateur (214 patientes) ou oncoplastique (45 patientes). Ils étudient la taille moyenne de la tumeur dans les deux groupes, qui est la même avec des volumes réséqués plus grands dans le groupe de chirurgie oncoplastique que dans le groupe standard. Les taux de ré-excision et de mastectomie étaient similaires dans les deux groupes. Avec un follow-up de 46 mois, le taux de récidive locale et de récidive à distance était également similaire. Ils concluent que la chirurgie oncoplastique s'avère également utile dans les cas de chimiothérapie néoadjuvante.

9.2 Expérience personnelle

Table 9.1 Caractéristiques et localisation tumorales des patientes avec chimiothérapie néoadjuvante (N = 11)

Patiente	Age (année)	Taille (cm)	Poids (kg)	IMC (kg/m²)	Ménopause	SG Périmètre (cm)	SG Poche	Latéralité	Quadrant*
2	65	165	49	19	oui	85	B	G	8
6	59	160	62	24	oui	85	B	D	4
7	64	156	49	20	oui	75	B	G	1
10	75	169	67	23	oui	85	E	D	4
22	49	160	59	23	nc	nc	nc	D	1
36	70	159	61	24	oui	105	C	G	4
46	67	157	60	24	oui	nc	nc	G	3
48	55	159	80	32	non	90	C	D	4
56	46	168	68	24	non	95	C	D	1
69	40	162	65	24	non	90	D	G	1
72	52	162	63	24	non	nc	B	G	8

* Voir Figure 6.4

Les 11 patientes ayant bénéficié d'une chimiothérapie néoadjuvante avant une chirurgie oncoplastique sont reprises à la Table 9.1. Quatre d'entre elles ont une poche de soutien-gorge B, 3 C, 1 D, 1 E et 2 non connues. La répartition de la latéralité est symétrique (6 gauches et 5 droits). Les lésions se situent 4 fois sur 11 dans le quadrant supéro-interne, 4 fois dans le quadrant supéro-externe, 1 fois dans le quadrant inféro-externe et 2 fois dans la jonction des quadrants supéro-externes et inféro-externes. Toutes ont eu une biopsie préopératoire avec un résultat de carcinome canalaire infiltrant. A la biopsie, la classification de Bloom était de stade II pour 4 sujets, de stade III pour 6 sujets et un stade n'était pas connu (Table 9.2).

Au niveau anatomopathologique, sur la pièce de résection tumorale, dans 2 cas sur 11, les pathologistes n'ont pas trouvé de tumeur résiduelle et les poids de résection s'échelonnaient de 17 à 147 g avec une moyenne de 86.4 ± 46.9 g (Table 9.3). Seule une patiente sur 11 présentait des tranches de résection inférieures à 1 mm.

Table 9.2 Récepteurs hormonaux, indices de prolifération, classification de Bloom des patientes avec chimiothérapie néoadjuvante (N = 11)

Patiente	ER	PgR	Ki-67	HER2	Fish	Grade (Bloom)	Emboles lympho-vasculaires
2	-	-	35	NC		3	négatif
6	-	-	50	négatif		3	
7	+	+	15	2	négatif	3	négatif
10	+	+	30	2	négatif	2	
22	+	-	10	1		2	négatif
36	-	-	58	1	négatif	3	
46	-	-	80	2	négatif	3	positif
48	+	+	10	2	négatif	2	négatif
56	+	+	36	3	positif	2	
69	-	-	50	NC		NC	
72	-	-	66	1		3	

NC = non connu

Table 9.3 Poids et marges de résection tumorale des patientes ayant bénéficié d'une chimiothérapie néoadjuvante (N = 11)

Patiente	Taille tumeur (mm)	Taille résection (cm³)	Poids résection (g)	Marge supérieure (mm)	Marge inférieure (mm)	Marge interne (mm)	Marge externe (mm)	Marge antérieure (mm)	Marge profonde (mm)
2	7	126	67	15	9	50	4	6	20
6	0	240	78	pas de tumeur résiduelle					
7	12	31.5	18.7	10	5	10	15	3	4
10	16	288	103	10	9	40	40	10	9
22	8	27	17	0	0	7	9	20	5
36	10	252	131	20	20	40	20	20	10
46	15	108	80	4	15	20	15	NC	10
48	27	378	140	20	20	40	40	20	3
56	15	320	125	20	20	20	20	10	30
69	0	221	147	pas de tumeur résiduelle					
72	2	6	44	30	15	NC	NC	4	6

NC = non connu

Le résultat de l'analyse anatomopathologique des évidements axillaires est illustré dans la Table 9.4. Un évidement axillaire a été réalisé chez toutes les patientes, mais n'a montré des ganglions positifs que chez une patiente.

Table 9.4 Envahissement ganglionnaire axillaire, classification yTNM et classification UICC des patientes ayant eu une chimiothérapie néodajuvante (N= 11)

Patiente	Tum ggls ns	Tum ggls nse	Tum effr caps ns	Tum cell iso ns	stade yT	stade yN	stade yM	UICC
2	≥ 6	0	0	0	2m	1	0	II B
6	≥ 6	0	0	0	0	0	x	0
7	≥ 6	2	0	0	2	1	0	II B
10	≥ 6	0	0	0	2	1	0	II B
22	≥ 6	0	0	0	1b	0	x	I
36	≥ 6	0	0	0	1b	0	x	I
46	≥ 6	0	0	0	0	0	x	0
48	≥ 6	0	0	0	2	0	x	II A
56	≥ 6	0	0	0	3c	x	x	II B
69	< 6	0	0	0	0	0	x	0
72	≥ 6	0	0	0	1a	0	x	I

En ce qui concerne les techniques de chirurgie utilisées, on relève 9 pédicules supéro-internes, 1 pédicule inférieur et 1 autre type de pédicule. Du côté hétérolatéral, 9 réalisations de pédicule supéro-interne, 1 autre type de pédicule et 1 absence de geste (Table 9.5). La technique chirurgicale oncologique utilisée consiste en un repérage de la lésion et la mise en place de clips péri-tumoral avant la réalisation de la chimiothérapie néoadjuvante. C'est ensuite un harpon qui est mis en place après guidage échographique ou radiographique.

Seules deux patientes présentaient des complications ; chez l'une, un sérome nécessitant une ponction et chez l'autre patiente, un retard de cicatrisation.

Table 9.5 Caractéristiques de la chirurgie plastique des patientes ayant eu une chimiothérapie néoadjuvante (N = 11)

Patiente	2	6	7	10	22	36	46	48	56	69	72
Coté tumoral											
Réduction – type de pédicule											
Supéro-interne	x	x			x	x	x	x	x	x	x
Supéro-externe											
Inférieur			x								
Postérieur				x							
Autre type de pédicule											
Autre technique											
Coté hétéro-latéral											
Réduction – type de pédicule											
Poids extra-tumoral (g)	49	83	0	161	30	0	0	0	0	206	NC
Supéro-interne	x	x			x	x	x	x	x	x	x
Supéro-externe											
Inférieur											
Postérieur											
Autre type de pédicule											
Autre technique			pas de geste								
Poids de résection (g)	97	82		270	80	162	87	125	117	186	NC
Aucune	x	x	x		x	x	x	x	x	x	x
Complications											
Infection											
Hématome											
Sérome ponctionné	x										
Liponécrose											
Retard de cicatrisation				x							
Autres											

Le traitement complémentaire par radiothérapie est détaillé dans la Table 9.6. Une patiente a refusé un traitement et les 10 autres patientes ont eu d'une part une irradiation du sein et d'autre part, 9 patientes sur 10 une irradiation complémentaire au niveau de la région sus-claviculaire et 1 au niveau de la région sous-claviculaire. Neuf patientes ont bénéficié d'un boost dont 2 réalisés par curiethérapie. Le délai entre la chirurgie et la radiothérapie complémentaire variait de 27 à 55 jours avec une moyenne de 39 jours.

Table 9.6 Caractéristiques du traitement radiothérapeutique chez les patientes ayant eu une chimiothérapie néoadjuvante (N = 11)

Patiente	Site 1	Dose (Gy)	Nbre séances	Site 2	Dose (Gy)	Nbre séances	Site 3	Dose (Gy)	Nbre séances	Délai chirurgie-radioth. (jour)
2	sein	NC		susclav	45.0	20	Boost	10.0	5	42
6	sein	45.0	20	susclav	45.0	20	Boost	10.0	5	36
7	refus									NA
10	sein	45.0	20	susclav	45.0	20	Boost	10.0		55
22	sein	45.0	20	susclav	45.0	20	Boost	10.0	5	40
36	sein	45.0	20	susclav	45.0	20	Curie	6.6	1	43
46	sein	45.0	20	sousclav	45.0	20	Curie	6.6	1	27
48	sein	45.0	20	susclav	45.0	20	Boost	7.0	1	39
56	sein	45.0	20	susclav	45.0	20				38
69	sein	45.0	20	susclav	45.0	20	Boost	10.0	5	43
72	sein	45.0	20	susclav	45.0	20	Boost	7.0	1	33

NC = non connu

Le suivi oncologique arrêté au 31 décembre 2013 a montré que toutes les patientes étaient en vie sans récidive de leur cancer du sein. Une seule patiente présentait une néoplasie utérine avec des métastases intrapéritonéales (Table 9.7).

Table 9.7 Suivi oncologique des 11 patientes ayant bénéficié de chimiothérapie néoadjuvante au 31.12.2013)

Patiente	Follow-up (mois)	Récidive	Récidive locale	Méta ganglion	Méta à distance	Survie	Durée de séjour
2	11	0	0	0	0	1	4
6	28	0	0	0	0	1	4
7[a]	15	0	0	0	0	1	5
10	12	0	0	0	0	1	4
22	34	0	0	0	0	1	2
36	30	0	0	0	0	1	4
46	67	0	0	0	0	1	4
48[b]	61	0	0	0	0	1	5
56	51	0	0	0	0	1	5
69	38	0	0	0	0	1	3
72	66	0	0	0	0	1	4

[a] refus de traitement complémentaire

[b] néoplasie utérine avec métastase intrapéritonéales

La durée de séjour du sous-groupe de patientes avec chimiothérapie néoadjuvante variait entre 2 et 5 jours avec une moyenne de 4 jours. Par ailleurs, une seule patiente a été réhospitalisée pour un traitement de métastases au niveau de l'ovaire et au niveau intra-abdominal.

CHAPITRE 10

Complications

10.1 Introduction

Avant de se poser la question de savoir si les complications peuvent avoir une influence sur les délais du traitement postopératoire, par exemple chimiothérapie ou radiothérapie, on peut déjà se demander si les complications après une chirurgie de réduction mammaire oncoplastique et les complications d'une réduction mammaire pour macromastie bénigne sont comparables. Ainsi, IMAHIYEROBO et al.[163] se pose la question : *« On a beaucoup discuté de l'efficacité oncologique des réductions mammaires oncoplastiques chez les patientes qui ont des cancers du sein, avec des seins volumineux, avec une amélioration des marges de résection, des symptômes de macromastie et une amélioration de l'aspect esthétique. Mais peu d'éléments ont été publiés concernant les complications indépendamment du problème des récidives locorégionales. »* Les auteurs comparent les complications dans les réductions oncoplastiques et les réductions dans les cas de macromasties bénignes et concluent qu'il n'y a pas de différences entre les deux. Le seul facteur prédictif de complications, statistiquement significatif, est un IMC élevé.

10.2 Expérience personnelle

La Table 10.1 présente une comparaison de la casuistique de IMAHIYEROBO concernant les macromasties bénignes et les réductions oncoplastiques avec la nôtre.

Table 10.1 Complications postopératoires dans la casuistique de IMAHIYEROBO et celle
de NIZET

Complication	Macromastie bénigne (N = 56)*	Réduction oncoplastique (N = 64)*	Notre série (N = 72) *
Nécrose cutanée	-	-	-
Perte du mamelon			
complète	1	0	0
partielle	1	1	1
Déhiscence de plaies			
révision	0	1	0
traitement conservateur local	7	7	12
Infection			
antibiotique oral	0	4	1
antibiotique IV	-	-	-
Hématome			
réopération	0	1	0
aspiration	-	-	1
Sérome	0	2	2
Nécrose graisseuse (excision)	1	0	1
Nombre total de complications	10	16	18
Nombre de patientes avec complications	9 (16.1 %)	14 (21.9 %)	17 (23.6 %)

* Certaines patientes ont eu plus d'une complication.

Lorsqu'on compare les résultats de notre série personnelle avec ceux
d'IMAHIYEROBO concernant les réductions oncoplastiques, nous constatons
que le pourcentage de patientes ayant eu des complications est similaire. Nous
notons cependant que le nombre de retard de cicatrisation ayant entraîné des
soins locaux, est plus élevé dans notre série. Le problème est la définition
exacte de soins locaux ; est-ce que l'application simplement d'un topique
pendant 48 heures peut être considérée comme une complication vraie, par

rapport à un retard de cicatrisation de plusieurs semaines qui demande des traitements topiques plus agressifs ?

Il existe dans la littérature d'autres types d'analyse des complications en chirurgie générale et en chirurgie du sein en particulier, comme la classification de CLAVIEN-DINDO.[164] Partant de la réflexion que la sécurité des patientes et le contrôle des coûts sont deux éléments de plus en plus pris en compte dans le traitement des pathologies, les auteurs évaluent l'intérêt d'une classification simple pour permettre des comparaisons de résultats et accessoirement l'accréditation de centres traitant les maladies du sein. Ils signalent que la morbidité après la chirurgie du sein est basse, mais qu'il y a de nouvelles thérapies comme la chimiothérapie néoadjuvante et surtout les techniques immédiates d'oncoplastie qui sont de plus en plus utilisées. Peu est connu concernant l'impact de ces nouvelles techniques sur la morbidité postopératoire.

La classification de CLAVIEN-DINDO (CDC) a déjà été validée en chirurgie générale[165]. Cet outil est basé sur la classification de la morbidité postopératoire par rapport au traitement qu'elle nécessite, c'est-à-dire que des morbidités de bas grade ont un traitement conservateur tandis que les complications de haut grade sont réopérées ou traitées aux soins intensifs. Une mortalité postopératoire est scorée avec le plus haut grade de cette classification de CDC.

Table 10.2 Classification des complications chirurgicales (selon CDC)

Grade	Description des traitements des complications
1	Toute variation d'un décours postopératoire normal sans le besoin de traitement pharmacologique ou d'intervention chirurgicale, endoscopique ou radiologique. Les traitements considérés comme normaux étant des médicaments comme les antiémétiques, antipyrétiques, analgésiques, diurétiques, électrolytes et de la physiothérapie. Ce grade comprend aussi les infections de plaies traitées de façon conservatrice.
2	Situation nécessitant un traitement pharmacologique avec des médicaments autres que ceux repris en grade 1. Sont comprises également les transfusions sanguines et la nutrition parentérale totale.

Table 10.2 (suite) Classification des complications chirurgicales (selon CDC)

Grade	Description des traitements des complications
3	Nécessité d'une intervention chirurgicale, endoscopique ou radiologique : 3a : intervention sous anesthésie autre que générale 3b : intervention sous anesthésie générale
4	Complications vitales y compris les complications du système nerveux central, nécessitant une prise en charge au niveau des soins intensifs. 4a : dysfonction d'un seul organe (y compris la dialyse) 4b : dysfonction multi-organes.
5	Mort du patient

Cette classification n'étant pas utilisée au C.H.U de Liège, nous avons essayé de l'utiliser a posteriori. En commençant par les complications les plus graves, nous n'avons rencontré aucune complication de grade 4 et grade 5 de cette classification. Nous avons classé une complication comme grade 3b pour la patiente n° 20, qui a présenté une liponécrose douloureuse ayant nécessité une exérèse avec une reconstruction par lambeau de grand dorsal. Le reste des complications s'échelonne en grade 1 ou 2, mais il n'y a pas de répertoire des données concernant les modifications des médicaments utilisés. On peut s'interroger sur l'intérêt éventuel d'ajouter l'échelle CDC dans la fiche de Concertation Oncologique Multidisciplinaire du Sein (voir Chapitre 16).

A l'inverse des autres spécialités chirurgicales, il n'existe pas en chirurgie plastique de classification des complications postopératoires. Dans le cadre d'une série rétrospective de 16 cas de bodylift, QASSEMYAR et SINNA[166] ont utilisé la classification de CLAVIEN-DINDO, modifiée pour la chirurgie plastique et illustrée dans la Table 10.3. Les auteurs expliquent qu'ils se sont référés à cette classification car la littérature n'a montré qu'une seule classification décrite pour la chirurgie plastique : la classification de Cambridge[167]. Cette classification est résumée dans la Table 10.4.

Table 10.3 Classification de CLAVIEN-DINDO modifiée par QASSEMYAR et SINNA

Stade	Description
0	Aucune complication ou complications mineures sans augmentation de la durée de séjour
1	Augmentation de la durée de séjour quelle que soit l'étiologie
2	Nécessité d'un acte ou traitement supplémentaire pendant l'hospitalisation ou à distance
2a	Soins locaux ou geste local supplémentaire non prévus par la technique opératoire pendant l'hospitalisation ou à distance (poursuite des pansements pour retard de cicatrisation, ponction, drainage …)
2b	Nécessité d'un traitement médical poursuivi au-delà de l'hospitalisation, pendant plus de 3 semaines, autres que des antalgiques simples
3	Reprise chirurgicale
3a	Sous anesthésie locale ou locorégionale
3b	Sous anesthésie générale
4	Complications sévères
4a	Séquelles fonctionnelles, motrices ou sensitives, irréversibles, secondaires au geste chirurgical. Evaluation à 1 an du geste opératoire.
4b	Complication médicale sévère nécessitant un transfert dans un service spécialisé de soins intensifs (ne sont pas retenues les interventions pour lesquelles une surveillance postopératoire en soins intensifs était prévue en préopératoire)
5	Décès du patient pendant la période d'hospitalisation

Table 10.4 Classification de Cambridge[167]

Grade 1	Grade 2	Grade 3	Grade 4
Esthétique			
Résultat satisfaisant	Patient satisfait Chirurgien retrouve une insuffisance de résultat	Patiente et/ou chirurgien non satisfait	Nécessité d'une reprise chirurgicale
Résultat normal	Patient satisfait malgré une insuffisance de résultat notée par le chirurgien	Le patient constate une insuffisance de résultat	Insuffisance de résultat nécessitant une reprise chirurgicale
Fonction			
Fonction normale	Limitation d'une fonction qui n'affecte pas les activités quotidiennes ou professionnelles	Limitation de fonction affectant les activités quotidiennes ou professionnelles	Déficit fonctionnel nécessitant une reprise chirurgicale
Oncologie			
Exérèse complète Pas de récidive	Exérèse complète mais nécessité de reprendre les marges Pas de récidive	Exérèse incomplète associée à un traitement palliatif ou une abstention thérapeutique	Résultat carcinologique insuffisant ou récidive avec nécessité de reprise chirurgicale

Table 10.4 (suite) Classification de Cambridge[167]

Grade 1	Grade 2	Grade 3	Grade 4
Complications			
Aucune	Complication ne compromettant pas le résultat	Résultat compromis	Complication engageant le pronostic vital ou nécessité de reprise chirurgicale

Si nous appliquons la classification de CLAVIEN-DINDO modifiée par QUASSEMYAR et SINNA, nous avons dans notre série 55 patientes classées dans la rubrique stade 0, sept patientes ont nécessité une durée de séjour supérieure à cinq jours (stade 1), seize patientes ont été évaluées en stade 2a puisque ayant nécessité des soins locaux, notamment au niveau de la jonction de la cicatrice verticale et horizontale. Une seule patiente a été classée en stade 3b puisqu'il s'agissait d'une liponécrose nécessitant une résection large avec totalisation de la mastectomie et reconstruction immédiatement par grand dorsal. Nous n'avons rencontré aucune patiente dans les grades 4 et 5.

L'article de PANHOFER et al.[164] est le seul publié concernant la classification CDC dans la chirurgie oncoplastique du sein. Les auteurs concluent que dans une analyse univariée, c'est la dissection axillaire, la taille de la tumeur et l'IMC qui sont prédicteurs d'une morbidité postopératoire. Dans une analyse multivariée, les effets de l'évidement axillaire, de la chirurgie oncoplastique et de la chimiothérapie néoadjuvante ont été ajustés pour chacun en fonction des facteurs de risque connus. C'est l'évidement axillaire qui est le seul facteur de risque ayant un effet significatif sur la classification CDC. De plus, l'évidement axillaire est un prédicteur d'infection de plaies et de sérome. La chirurgie oncoplastique est prédictive d'une augmentation d'infection de plaies et de taux de nécrose.

Les complications chirurgicales étaient au départ peu étudiées dans la littérature. Ainsi, CHANG[77] cite simplement que 6 patientes sur 37 ont eu des nécroses graisseuses secondaires, mais ne parle pas d'autres complications ; CARUSO[151] est également laconique, parlant sur 61 patientes, de 5 cas de souffrances cutanées avec 1 nécrose partielle de mamelon. De même, en 2010, PATEL[168] cite simplement un taux de complication qui va de 30 à 60 % en fonction d'une réduction secondaire ou immédiate, et même McCULLEY et MACMILLAN[91] parlent de 6 % d'infection, 8 % de nécrose graisseuse, 2 % de retard de cicatrisation supérieure à 4 semaines, pas d'hématome et 1 retour au bloc, pour arriver à un total de 8 complications sur 50 patientes (16 %). Il faut attendre la publication de McINTOSH et O'DONOGHUE[92] en 2012, qui fait une revue systématique des publications sur le sujet. Deux ans plus tard, MACMILLAN[93] publie une nouvelle analyse globale en essayant de déterminer les complications immédiates et tardives et le pourcentage de ré-opérations pour des complications, qui varie entre 0 à 8 % selon les séries.

10.3 Facteurs associés aux complications

Dans notre série, aucun facteur biométrique étudié n'était associé à la survenue de complications (Table 10.5).

Table 10.5 Caractéristiques biométriques des patientes en fonction des complications (oui ou non)

Paramètre	N	Complications Moyenne ± SD Nombre (%)	Extrêmes	N	Pas de complications Moyenne ± SD Nombre (%)	Extrêmes	p-value
Age (années)	17	60.6 ± 10.1	48.0 – 77.8	55	56.2 ± 10.3	36.3 – 76.9	0.12
Poids (kg)	17	71.8 ± 15.0	45.0 – 100	55	68.3 ± 11.6	48.0 – 100	0.31
Taille (cm)	17	161 ± 7.5	148 – 175	55	163 ± 5.8	149 – 176	0.27
IMC (kg/m²)	17	27.6 ± 6.06	19.0 – 39.0	55	25.5 ± 4.§	18.0 – 39.0	0.13
Ménopause	17			55			0.35
Non		3 (17.6)			16 (29.1)		
Oui		14 (82.4)			39 (70.9)		
SG poche	16			44			0.44
B		2 (12.5)			11 (25.0)		
C		5 (31.3)			14 (31.8)		
D		4 (25.0)			13 (29.5)		
E		5 (31.3)			5 (11.4)		
I		0 (0.0)			1 (2.3)		
SG périmètre (cm)	14	98.6 ± 11.2	85.0 - 120	39	94.5 ± 10.6	70.0 - 120	0.23

Comme pour les marges, on n'observe pas de différence significative des différents quadrants sur le taux de complications, alors que les techniques à pédicule supéro-externe par ailleurs, donc en fonction du type de quadrant, sont réputées plus « dangereuses » du point de vue de la vascularisation (Table 10.6).

Table 10.6 Latéralité et quadrant en fonction des complications (oui ou non)

Paramètre	Complications		Pas de complications		
	N	Nombre (%)	N	Nombre (%)	p-value
Latéralité	17		55		0.070
Gauche		5 (29.4)		30 (54.5)	
Droite		12 (70.6)		25 (45.5)	
Quadrant	17		55		0.16
1		1 (5.9)		18 (32.7)	
2		4 (23.5)		5 (9.1)	
3		2 (11.8)		4 (7.3)	
4		8 (47.1)		16 (29.1)	
5		1 (5.9)		5 (9.1)	
7		0 (0.0)		2 (3.6)	
8		1 (5.9)		5 (9.1)	

Les complications étudiées en fonction des résultats de la tumeur montrent que seule la taille de résection est un facteur statistiquement associé à l'occurrence de complications (Table 10.7). En effet, la taille médiane de résection des patientes avec complications était de 263 cm³ et de 130 cm³ pour les patientes sans complication (p = 0.024). L'étude statistique montre également que les patientes avec complications ont une marge interne plus importante que celles sans complication (25.0 ± 12.7 vs. 15.5 ± 10.8 mm ; p = 0.0043). Nous n'avons pas d'explications rationnelles à cette observation. Nous avons davantage recours à des techniques à pédicule supéro-interne et lorsqu'on se trouve dans des cas de résections tumorales avec une marge interne plus grande, le risque de compromettre le pédicule vasculaire est plus important, ce qui entraînerait un plus grand taux de complications dont notamment des retards de cicatrisation.

Aucune différence n'a été observée dans le taux de complications par rapport au geste d'un ganglion sentinelle prélevé ou non, ainsi que les évidements axillaires, quel que soit le résultat anatomopathologique de ces gestes ganglionnaires.

Table 10.7 Tumorectomie et marges en fonction des complications (oui ou non)

Paramètre	N	Complications Moyenne ± SD	Extrêmes	N	Pas de complications Moyenne ± SD	Extrêmes	p-value
Taille tumeur (mm)	17	18.9 ± 11.3	0.0 – 46	55	18.7 ± 13.3	0.0 – 80	0.94
Taille résection (cm³)	17	370 ± 416 263*	56 – 1837	54	286 ± 718 130*	1.2 – 5304	0.024
Poids résection (g)	16	130 ± 91.2 104*	25 – 364	48	103 ± 132 78*	17.0 – 903	0.081
Marge supérieure (mm)*	17	18.4 ± 14.6 17.5	0.50 – 50.0	53	15.2 ± 9.88 12.5	0.50 – 35.0	0.63
Marge inférieure (mm)*	17	15.1 ± 13.2 12.5	0.50 – 50.0	50	14.8 ± 10.4 12.5	0.50 – 45.0	0.53
Marge interne (mm)*	17	25.0 ± 12.7 25.0	4.50 – 50.0	48	15.2 ± 10.8 12.5	0.50 – 45.0	0.0043
Marge externe (mm)*	17	17.8 ± 11.9 17.5	4.50 – 45.0	46	17.4 ± 12.6 12.5	0.50 – 50.0	0.91
Marge antérieure (mm)*	16	12.1 ± 4.94 12.5	4.50 – 25.0	50	11.0 ± 8.13 9.50	0.50 – 25.0	0.29
Marge profonde (mm)*	16	10.8 ± 8.50 8.50	0.50 – 25.0	53	9.68 ± 6.70 9.50	0.50 – 35.0	0.88

*Médiane

La Table 10.8 montre que parmi les patientes qui ont présenté des complications, le poids extra-tumoral est supérieur à celui des patientes sans complication (138 ± 196 vs. 78.5 ± 138 g ; p=0.052). Par contre, le poids de résection hétérolatérale n'est pas associé à l'occurrence de complications (p=0.11).

Table 10.8 Côté tumoral et côté hétérolatéral en fonction des complications (oui ou non)

Paramètre	N	Complications Moyenne±SD Nombre (%)	Extrêmes	N	Pas de complications Moyenne±SD Nombre (%)	Extrêmes	p-value
Pédicule côté tumoral	15			51			0.10
Supérieur		1 (6.7)			0 (0.0)		
Supéro-interne		13 (86.7)			37 (72.5)		
Supéro-externe		0 (0.0)			5 (9.8)		
Inférieur		0 (0.0)			7 (13.7)		
Autre		1 (6.7)			2 (3.9)		
Poids extra-tumoral (g)	16	138 ± 196 62.5*	0.0 - 652	51	78.5 ± 138 8.0*	0.0 - 614	0.052
Poids de résection hétérolatéral (g)	15	340 ± 283 200*	25 - 1046	45	213 ± 202 180*	0.0 - 1140	0.11

* Médiane

CHAPITRE 11

Durée d'hospitalisation

11.1 Introduction

Parallèlement à l'étude des complications, il est utile de voir si la chirurgie oncoplastique entraîne un allongement de la durée d'hospitalisation par rapport aux traitements conservateurs classiques. En effet, la littérature est muette sur le sujet.

11.2 Expérience personnelle

La durée d'hospitalisation des 72 patientes était en moyenne de 3.7 ± 1.4 jours (extrêmes : 1 – 8 jours). Parmi ces patientes, 7 (9.7 %) avaient une durée de séjour supérieure à 5 jours. Ces dernières se caractérisent par un IMC plus élevé que les autres patientes (33 ± 5.0 vs. 25.2 ± 4.4 kg/m²) (p<0.0001). On n'observe pas de différences significatives pour les autres variables et en particulier pour la taille du soutien-gorge (Table 11.1).

Les patientes ayant une hospitalisation prolongée ont une taille médiane de résection (408 cm³) plus grande que celle des patientes ayant séjourné moins de 5 jours (142 cm³) (p=0.0062). Ceci est confirmé par le poids de résection médiane (136 vs. 78 g ; p = 0.030).

Table 11.1 Caractéristiques biométriques des patientes en fonction de la durée d'hospitalisation (> 5 jours ou ≤ 5 jours)

Paramètre	N	> 5 jours Moyenne ± SD Nombre (%)	Extrêmes	N	≤ 5 jours Moyenne ± SD Nombre (%)	Extrêmes	p-value
Age (années)	7	63.6 ± 7.59	56.0 – 74.4	65	56.6 ± 10.4	36.3 – 77.8	0.086
Poids (kg)	7	79.0 ± 9.71	63.0 – 87.0	65	68.0 ± 12.3	45.0 – 100	0.026
Taille (cm)	7	155 ± 6.28	148 – 165	65	163 ± 5.65	152 – 176	0.0003
IMC (kg/m^2)	7	33.0 ± 4.97	27.5 – 39.0	65	25.2 ± 4.42	18.0 – 39.0	<0.0001
< 25		0 (0.0)			34 (52.5)		0.0073
25 – 30		3 (42.9)			18 (27.7)		
≥ 30		4 (57.1)			13 (20.0)		
Ménopause	7			65			0.18
Non		0 (0.0)			19 (29.2)		
Oui		7 (100.0)			46 (70.8)		
SG poche	4			56			0.14
B		0 (0.0)			13 (23.2)		
C		0 (0.0)			19 (33.9)		
D		2 (50.0)			15 (26.8)		
E		2 (50.0)			8 (14.3)		
I		0 (0.0)			1 (1.8)		
SG périmètre (cm)	4	104 ± 4.79	100 - 110	49	94.9 ± 10.9	70.0 - 120	0.12

On ne note pas d'autres différences pour la taille de la tumeur ni pour les marges (Table 11.2).

Table 11.2 Tumorectomie et marges en fonction de la durée d'hospitalisation (> 5 jours ou ≤ 5 jours)

Paramètre	N	> 5 jours Moyenne ± SD Médiane	Extrêmes	N	≤ 5 jours Moyenne ± SD Médiane	Extrêmes	p-value
Taille tumeur (mm)	7	17.7 ± 8.3	6.0 – 25	65	18.8 ± 13.2	0.0 – 80	0.95
		23			15		
Volume résection (cm³)	7	415 ± 193	160 – 688	64	294 ± 689	1.20 – 5304	0.0062
		408			142		
Poids résection (g)	7	165 ± 92.0	50.0 – 295	57	103 ± 125	17.0 – 903	0.030
		136			78.0		
Marge supérieure (mm)	7	14.6 ± 8.39	3.50 – 25.0	63	16.1 ± 11.5	0.50 – 50.0	0.87
		12.5			12.5		
Marge inférieure (mm)	7	16.3 ± 13.8	3.50 – 45.0	60	14.7 ± 10.9	0.50 – 50.0	0.86
		12.5			12.5		
Marge interne (mm)	6	14.8 ± 7.17	3.50 – 25.0	59	18.1 ± 12.4	0.50 – 50.0	0.76
		15.0			17.5		
Marge externe (mm)	6	15.6 ± 7.14	3.50 – 25.0	57	17.7 ± 12.8	0.50 – 50.0	0.70
		17.5			12.5		
Marge antérieure (mm)	7	9.93 ± 6.32	1.50 – 17.5	59	11.5 ± 7.61	0.50 – 25.0	0.73
		6.50			12.5		
Marge profonde (mm)	7	13.3 ± 6.67	3.50 – 25.0	62	9.57 ± 7.11	0.50 – 35.0	0.12
		12.5			8.50		

Du côté tumoral, on n'observe pas de différence dans la durée de séjour. Par contre, du côté hétérolatéral, les patientes ayant séjourné plus de 5 jours à l'hôpital ont un poids de résection médiane plus élevé (272 g) que celui des autres patientes (165 g) (p = 0.036) (Table 11.3).

Table 11.3 Côté tumoral et côté hétérolatéral en fonction de la durée d'hospitalisation (> 5 jours ou ≤ 5 jours)

Paramètre	N	Moyenne ± SD Nombre (%)	Extrêmes	N	Moyenne ± SD Nombre (%)	Extrêmes	p-value
		> 5 jours			≤ 5 jours		
Pédicule côté tumoral	7			59			0.99
Supérieur		0 (0.0)			1 (1.7)		
Supéro-interne		6 (85.7)			44 (74.6)		
Supéro-externe		0 (0.0)			5 (8.5)		
Inférieur		1 (14.3)			6 (10.2)		
Autre		0 (0.0)			3 (5.1)		
Poids extra-tumoral (g)	6	168 ± 243 87.5*	0.0 – 652	61	85.2 ± 143 25.0*	0.0 – 614	0.18
Poids de résection hétérolatéral (g)	7	428.7 ± 323 272*	180 – 1046	53	221 ± 206 165*	0.0 – 1140	0.036

*Médiane

CHAPITRE 12

Délai entre chirurgie et traitement adjuvant

12.1 Introduction

Il est important de se demander si la chirurgie oncoplastique est source de retard pour un traitement complémentaire par radiothérapie et/ou chimiothérapie. Existe-t-il un consensus concernant le meilleur timing pour le début de la radiothérapie ou de la chimiothérapie dans le cadre d'un traitement conservateur ? Quel est le délai entre mastectomie avec reconstruction immédiate et le début d'un traitement adjuvant ? Une revue de la littérature à ce sujet permet d'évaluer l'impact de la chirurgie oncoplastique sur l'initiation d'un traitement adjuvant.

12.2 Radiothérapie post-chirurgicale

Une revue systématique de la littérature, publiée en 2003 (HUANG[169]), s'est intéressée au délai entre chirurgie et radiothérapie. Sur un total de 46 études remplissant les critères de validité et portant sur 15.782 patientes, 21 études concernaient le sein. Les auteurs ont montré que le taux de récidive locale à 5 ans chez les patientes recevant une radiothérapie adjuvante était significativement plus élevé lorsque celle-ci était initiée plus de 8 semaines après la chirurgie qu'avant 8 semaines. Aucun impact cependant n'était observé sur le risque de métastases et la probabilité de survie à long terme.

Dans une étude similaire publiée cinq années plus tard, CHEN et al.[170] ont essayé de vérifier si le risque de récidive locale était affecté par un allongement du délai entre chirurgie et radiothérapie. Si les méta-analyses ne montraient pas d'effet sur la survie dans le cancer du sein, il n'en était pas de même pour les cancers de la tête et du cou. L'auteur cite à ce sujet JENSEN qui considère qu'en radiothérapie moderne, l'allongement du délai contrebalance probablement les effets positifs des progrès techniques des vingt dernières années ![171] Avant cette période, des études plus ciblées ou s'intéressant à des groupes sélectionnés de patientes ont été publiées. VUJOVIC et al.[172] notamment, sur une série de 568 patientes de stade TI, T2, N0, ont reparti les patientes en 4 groupes en fonction du délai de début de la radiothérapie : 201 patientes entre 0 et 8 semaines, 235 patientes entre 8 et 12 semaines, 91 patientes entre 12 et 16 semaines, 41 patientes au-dessus de 16 semaines. Sur base d'un follow-up médian de 63.5 mois, les auteurs concluent qu'un retard dans l'irradiation du sein de 12 à 16 semaines n'augmentait pas le risque de récidive chez les patientes aux ganglions négatifs.

Dans un article intéressant, PUNGLIA et al[173] étudient l'impact de l'intervalle de temps entre le traitement conservateur et la radiothérapie sur le taux de récidive locale chez des patientes de plus de 65 ans avec un stade 0, I ou II de cancer selon la classification de l'AJCC. L'étude porte sur 18.000 patientes où le temps médian entre la chirurgie et la radiothérapie était de 34 jours et dont la radiothérapie commençait chez 29.9 % d'entre elles après 6 semaines. L'étude montre que 4 % des patientes ont développé une récidive locale. Après ajustement des facteurs cliniques et sociodémographiques, ils concluent qu'un délai supérieur à 6 semaines était associé à une probabilité plus élevée de récidive locale. Les auteurs concluent aussi qu'il serait préférable de commencer la radiothérapie le plus rapidement possible après la chirurgie. Toutefois, ils abordent aussi le problème de la disponibilité des centres de radiothérapie aux Etats-Unis. A leurs yeux, de nombreuses études[9] montrent de façon non équivoque un lien entre la récidive locale et la diminution de la survie dans le cancer du sein. Ils ont exclu les patients sans chimiothérapie puisque généralement la chimiothérapie est administrée avant la radiothérapie. Ils définissent aussi la récidive locale soit comme une mastectomie dans les dossiers du Medicare, soit un second diagnostic de cancer confirmé dans le même sein à l'anatomopathologie. Ils reconnaissent deux limitations à leur étude : premièrement, elle concerne uniquement des patientes de plus de 65 ans, or le jeune âge est un facteur de risque indépendant du taux de récidive locale ; le délai chirurgie-radiothérapie et l'apparition de récidive locale pourraient même être plus prononcés chez les patientes plus jeunes. Deuxièment, l'étude est aussi entachée par le fait que ni le statut des marges ni la dose administrée ne sont étudiés, deux facteurs pouvant moduler les effets de cet intervalle sur les récidives locales. Leur conclusion est socioéconomique dans la mesure où les coûts de réduction du délai entre chirurgie et radiothérapie (en-deçà de 6 semaines) aux Etats-Unis sont élevés. Ce surcoût doit être mis en balance avec le faible taux de récidive locale (4 %). Néanmoins, l'effet négatif des récidives locales sur le taux de survie et le nombre élevé de patientes ayant un cancer de sein constituent des éléments qui peuvent justifier le prix à payer pour ces infrastructures de radiothérapie.

12.3 Chimiothérapie adjuvante

SHANNON et al.[174] se sont intéressés à l'influence du timing entre chirurgie et chimiothérapie dans les cas de cancer de sein précoce. Cette étude sur plus de 1100 patientes a comparé la survie globale et de la survie sans récidive en fonction de l'initiation de la chimiothérapie. Ils distinguent deux groupes de patientes : d'une part, 368 patientes débutant une chimiothérapie dans les 21 jours de la chirurgie et d'autre part, 793 patientes commençant la chimiothérapie après 21 jours. Le follow-up moyen est de 39 mois. Ils n'ont observé aucune différence de la survie sans récidive à 5 ans entre les 2 groupes (70 % du groupe 1 vs. 72 % du groupe 2 ; p = 0.40), ni de la survie globale (82 % vs. 84 % ; p = 0.20) même lorsque le délai d'initiation de la chimiothérapie est considéré comme une variable continue.

12.4 Mastectomie - Reconstruction et traitements adjuvants

De nombreux auteurs se sont posé la question de savoir si la reconstruction mammaire immédiate post-mastectomie entraînait des retards dans l'initiation de traitements adjuvants par rapport à la mastectomie sans reconstruction.

Ainsi, KONTOS et al[175] s'interrogent sur le risque de retard dans l'initiation de la chimiothérapie lors d'une reconstruction immédiate après mastectomie par lambeau libre. Ils ont étudié 2 groupes (27 patientes dans le groupe traité et 139 patientes dans le groupe contrôle) et ont observé un temps moyen entre la chirurgie et le début de la chimiothérapie de 55 jours dans le groupe traité et de 40 jours dans le groupe contrôle. De plus, il y avait moins de patientes traitées recevant un traitement adjuvant dans les 6, 8 ou 10 semaines après la chirurgie que des patientes contrôles. Ces retards peuvent s'expliquer par les complications chirurgicales liées à la reconstruction. Les auteurs concluent que s'il y a un délai significatif dans le début du traitement entre mastectomie et reconstruction par lambeau libre avec l'initiation de la chimiothérapie, les conséquences de ces retards n'ont pas été complètement explorés mais pourraient être significatifs pour certaines patientes (par exemple, pour les patientes présentant un cancer à prolifération rapide).

Dans leur étude, KONTOS et al. considèrent aussi qu'il ne faut plus de retard de cicatrisation pour initier la chimiothérapie. Ils étudient deux guidelines à ce sujet : d'une part le guideline du Guy's Hospital (chimiothérapie 6 semaines après la chirurgie) et d'autre part le guideline publié par LOHRISCH et al[176] qui recommandent la chimiothérapie 12 semaines après la chirurgie. Les résultats de KONTOS montrent que dans 67 % des cas (18 sur 27), le retard a été de plus de 6 semaines et que chez 7 % (2 patientes) le retard était au-delà de 12 semaines. Ils ne mettent pas en évidence de facteurs spécifiques liés à l'intervalle de temps après la chirurgie pour commencer la chimiothérapie. Cet intervalle peut aussi varier selon les patientes ; ainsi des patientes présentant des tumeurs avec un pronostic mauvais, c'est-à-dire des récepteurs aux œstrogènes négatifs par exemple, pourraient être affectées par un retard de la chimiothérapie. Ils expliquent le retard dans les TRAM et les DIEP libres par des complications chirurgicales avec infections, cellulites, pertes de substance cutanée ou retards de cicatrisation, voire pertes complètes ou partielles du lambeau.

Quelques années plus tôt, en 2005, TAYLOR et KUMAR se sont penchés de façon générale sur les retards éventuels de chimiothérapie post-reconstruction par lambeau libre dans le cadre des mastectomies.[177] Ils ont comparé 44 patientes avec différents types de reconstruction post-mastectomie à 49 patientes sans reconstruction. A l'époque, il s'agissait de reconstructions par lambeau pédiculé de type TRAM et, en moyenne, ce type de reconstruction entraînait 5 jours supplémentaires pour l'initiation de la chimiothérapie. Pour ces auteurs, les conséquences de ce type de reconstruction sont non seulement un retard dans l'initiation de la chimiothérapie, mais aussi une morbidité associée à la chimiothérapie, spécifiant un risque accru d'infection et donc une possible réduction dans l'intensité de la dose et du retard dans le cycle des traitements. Cependant, ils observent aussi des retards dans l'initiation de la chimiothérapie dans le groupe contrôle. Les raisons de retard sont variées, parfois des raisons sociales (éviter une chimiothérapie pendant la période de Noël), ou des maladies intercurrentes comme une infection des voies respiratoires supérieures. Seule une petite proportion du groupe contrôle a présenté un retard à l'initiation de la chimiothérapie lié à des problèmes de cicatrisation. Les auteurs concluent que peu de données sont actuellement disponibles pour affiner les conséquences du retard de l'initiation de la chimiothérapie après chirurgie.

D'autres études, cependant, comme ALLWEIS et al[178] en 2002 et WILSON et al[179] en 2004, concluent qu'il n'y a pas de retard d'initiation de la chimiothérapie chez les patientes avec reconstruction par rapport au groupe contrôle (49 patientes dans l'étude d'ALLWEIS, 95 dans l'étude de WILSON).

Un autre facteur a fait l'objet de plusieurs publications[180-181,81] : il concerne le délai entre la chirurgie et la radiothérapie en fonction ou non d'une chimiothérapie postopératoire nécessaire. BARBIERI et al notamment ont fait une étude sur 387 patientes T1 et T2 avec un traitement conservateur ; ils concluent par la méthode de KAPLAN-MEIER que le taux de survie sans récidive est similaire qu'il y ait eu un retard ou non dans l'initiation de la radiothérapie post-chirurgicale.[180] Ils constatent cependant que leurs résultats contrastent avec d'autres études publiées et ils estiment que des travaux complémentaires sont nécessaires.

12.5 Chirurgie oncoplastique et traitements adjuvants

Au vu de l'engouement pour la chirurgie oncoplastique, des études ont été publiées concernant l'influence éventuelle de celle-ci sur le début de traitements adjuvants comme la chimiothérapie et la radiothérapie.

En ce qui concerne la chimiothérapie, citons les travaux de KAHN et al[81]. En 2013, ces auteurs montraient que dans un groupe de 169 patientes nécessitant une chimiothérapie et réparties en quatre types de chirurgie (chirurgie oncoplastique - 31 patientes, simple tumorectomie - 66 patientes, mastectomie sans reconstruction - 56 patientes et mastectomie avec reconstruction - 16 patientes), il n'y avait de pas de différence statistiquement significative entre la chirurgie et le début de la chimiothérapie.

En ce qui concerne la radiothérapie, les travaux récents d'EATON et LOSKEN[111] (2014) étudient non seulement les délais d'initiation de la radiothérapie après la chirurgie oncoplastique, mais aussi les éventuelles mobilisations de tissus lors des réductions mammaires thérapeutiques avec l'influence pour les boosts. Il s'agit d'une étude de 46 patientes présentant un carcinome canalaire in situ ou un carcinome invasif, avec un recul de 16 ans. Les résultats montrent que des problèmes de cicatrisation ont entraîné un retard dans la chimiothérapie ou dans la radiothérapie adjuvante chez 11 patientes. Ils ont aussi étudié l'apparition éventuelle de tumeurs en dehors du quadrant original de la tumeur opérée. Ils se sont penchés sur cet aspect car ils ont constaté que des clips de repérage chirurgical ont été retrouvés en dehors du quadrant où la tumeur primitive avait été localisée chez 43 % des patientes, le boost de radiothérapie était alors délivré en dehors du quadrant de la tumeur primitive. Dans cette série, qui a présenté 6 récidives, une seule fut identifiée en dehors du quadrant où la tumeur se situait à l'origine. Ils en concluent que si la réduction mammaire thérapeutique peut déplacer du tissu mammaire et donc les clips chirurgicaux en dehors du quadrant de la tumeur d'origine, la majorité des récidives intervient cependant dans le quadrant d'origine de la tumeur qui reste à haut risque de récidive, indépendamment de la localisation des clips chirurgicaux.

12.6 Contribution personnelle

Les patientes de notre étude ont été réparties en deux groupes selon que leur traitement nécessitait une chimiothérapie après chirurgie mais avant radiothérapie (27 patientes) ou non (45 patientes). La Table 12.1 compare les deux groupes de sujets.

Table 12.1 Délai entre la chirurgie et les traitements (radiothérapie ou chimiothérapie) et retards de traitement en fonction d'un traitement de chimiothérapie post-opératoire

Paramètre	N	Chimio postopératoire Moyenne ± SD Nombre (%)	Extrêmes	N	Pas de chimio postopératoire Moyenne ± SD Nombre (%)	Extrêmes	p-value
N		27 (37.5)			45 (62.5)		
Délai chirurgie-radiothérapie (jours)	25	179 ± 21.3 173*	150 – 245	40	53.8 ± 14.2 54.5*	27.0 – 86.0	<0.0001
Délai chirurgie-chimiothérapie postop (jours)	26	32.7 ± 8.81 31.5*	21.0 – 49.0				NA
Retard radiothérapie[a]	0			40			NA
Non					22 (55.0)		
Oui					18 (45.0)		
Retard chimiothérapie postop[b]	26			0			NA
Non		21 (80.8)					
Oui		5 (19.2)					

[a] Retard radiothérapie si ≥ 56 jours   * Médiane

[b] Retard chimiothérapie si ≥ 42 jours

Par ailleurs, nous nous sommes aussi intéressé au délai d'initiation de traitements complémentaires, soit radiothérapie en l'absence de chimiothérapie, soit chimiothérapie avant radiothérapie. Dans le premier cas, on s'est fixé un seuil de 56 jours et dans l'autre 42 jours. Parmi les 72 patientes de l'étude, 27 (37.5 %) ont eu une chimiothérapie postopératoire. Le délai moyen entre chirurgie et chimiothérapie était de 32.7 ± 8.8 jours (extrêmes : 21 – 49 jours). Parmi elles, 5 (19.2%) ont eu un retard pour l'initiation du traitement par chimiothérapie. Pour les patientes sans chimiothérapie postopératoire (N = 40), le délai moyen entre chirurgie et radiothérapie était de 53.8 ± 14.2 jours (extrêmes : 27 – 86 jours). La répartition de ces patientes en fonction d'une chimiothérapie préopératoire et d'un retard de radiothérapie est donnée à la Table 12.2. On constate que 18 (45.0%) ont eu un retard pour l'initiation du traitement par radiothérapie. Par ailleurs, sur les 11 patientes ayant eu une chimiothérapie préopératoire, une seule (9.1 %) a présenté un retard de radiothérapie, alors qu'on en a recensé 17 (58.6 %) chez les 29 patientes sans chimiothérapie préopératoire.

Table 12.2 Association entre la chimiothérapie préopératoire et le retard de radiothérapie chez les patientes n'ayant pas eu de chimiothérapie postopératoire (N = 40)

Paramètre	Retard radiothérapie		Pas de retard radiothérapie		p-value
	N	Nombre (%)	N	Nombre (%)	
Chimio préopératoire	18		22		0.0049
Non (N = 29)		17 (58.6)		12 (41.4)	
Oui (N = 11)		1 (9.1)		10 (90.9)	

La Table 12.3 montre que la présence de complications n'a pas d'impact sur les délais entre chirurgie et radiothérapie d'une part (p= 0.54) et entre chirurgie et chimiothérapie postopératoire d'autre part (p = 0.96).

Table 12.3 Délai entre la chirurgie et la radiothérapie et la chimiothérapie en fonction des complications (oui ou non)

Paramètre	Complications		Pas de complications		
	N	Médiane (IQR)	N	Médiane (IQR)	p-value
Délai chirurgie-radiothérapie (jours)	9	47.0 (42.0 − 56.0)	31	55 (43.0 − 67.0)	0.54
Délai chirurgie-chimiothérapie post-op (jours)	7	32.0 (29.0 − 41.0)	19	31.0 (25.0 − 36.0)	0.96

En s'intéressant aux facteurs susceptibles d'affecter le début des traitements complémentaires après chirurgie, nous avons pu montrer qu'aucun facteur démographique et morphologique n'était significatif. De même aucune influence du poids, de la taille, de l'IMC, de l'âge, de la taille des seins n'est mise en évidence. Le seul facteur significatif s'est avéré être le quadrant (p=0.014). En effet, un retard de traitement de 33.3 % fut relevé dans le quadrant 1, de 100 % dans le quadrant 2, de 0 % dans le quadrant 3, de 38.5 % dans le quadrant 4, de 100 % dans le quadrant 5, de 0 % dans le quadrant 7 et de 0 % dans le quadrant 8.

Par contre, aucun facteur lié à la tumeur (type de tumeur, agressivité, taille des tumeurs, marge de résection) ne s'est avéré significatif chez les patientes qui ont eu un retard à l'initiation de la radiothérapie. Il en est de même pour les ganglions sentinelles, les évidements axillaires et la réalisation d'un geste hétérolatéral. Les seuls éléments significatifs sont la chimiothérapie préopératoire (9.1 % vs. 58.6 % ; p = 0.0049) et la présence d'un harpon (29.2 % vs. 68.8 % ; p = 0.023).

Comme le montrent la Table 12.3 et la Figure 12.1, la survenue de complications postopératoires n'entraîne pas de retard à l'initiation de la radiothérapie (p = 0.54).

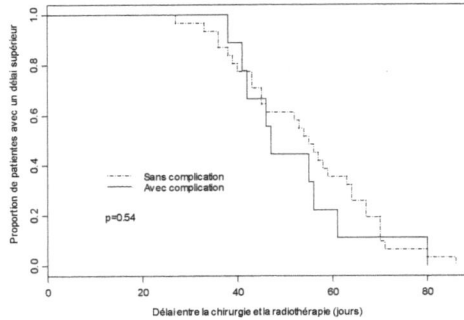

Figure 12.1 Délai entre chirurgie et radiothérapie en fonction de l'occurrence ou non de complications chez les patientes sans chimiothérapie postopératoire

L'étude du retard entre chirurgie et chimiothérapie ($\leq$ 42 jours ou > 42 jours) ne révèle aucun facteur significatif. En effet, les données démographiques (âge, poids, taille, IMC, taille de soutien-gorge et localisation de la tumeur dans le sein) sont comparables dans les deux groupes. L'étude rétrospective des dossiers n'a pas permis d'étudier le rôle du tabagisme dans les taux de complication. Les caractéristiques anatomopathologiques des tumeurs, l'importance des marges et des poids de résection n'ont pas d'influence sur les délais entre traitement chirurgical et début des traitements adjuvants. La Figure 12.2 montre des délais comparables chez les patientes avec ou sans complications chirurgicales.

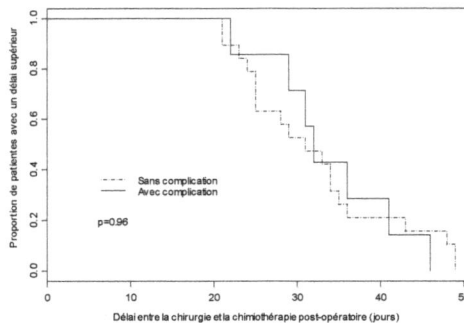

Figure 12.2 Délai entre chirurgie et chimiothérapie postopératoire en fonction de l'occurrence ou non de complications

CHAPITRE 13

Calcul du volume du sein

13.1 Introduction

Dans le domaine de la chirurgie plastique du sein, l'appréciation des résultats est souvent subjective. On peut se baser sur l'opinion du patient, du praticien ou d'un panel d'examinateurs extérieurs. Toutefois, il serait utile d'avoir un outil permettant de mieux quantifier les résultats de la chirurgie. L'appréciation objective des résultats esthétiques par différentes méthodes sera abordée au Chapitre 14.

Le calcul du volume du sein est essentiel. Dans les cas d'hypertrophie mammaire, il permet de déterminer le volume à réséquer en fonction notamment de la morphologie de la patiente et de ses souhaits. Le calcul du volume rapporté à l'IMC pourrait constituer un critère de remboursement pour la sécurité sociale. Dans le cadre de lipomodelage, à visée esthétique ou reconstructrice, il permet aussi de déterminer si des méthodes de prélèvements graisseux sont plus efficaces que d'autres, de déterminer l'efficacité à long terme de la technique. Dans le cadre de la chirurgie du cancer du sein, il permet de déterminer, pour les reconstructions secondaires, le volume à restaurer par prothèse ou par tissu autologue. Pour la chirurgie conservatrice, la mesure d'une asymétrie préopératoire, le rapport du volume tumoral sur le volume du sein à l'imagerie, permettent de déterminer si un traitement conservateur simple peut être réalisé sans impact majeur du point de vue esthétique, ou si une chirurgie de déplacement tissulaire ou de remplacement tissulaire est indiquée.

13.2 Revue de la littérature

Différentes méthodes de mesure volumique mammaire ont été décrites dans la littérature comme l'utilisation de méthodes cliniques[182-184] (formule anthropométrique, technique de GROSSMAN-ROUDNER…), de moules[185] ou du principe d'Archimède[186-187]. L'utilisation de techniques basées sur « l'imagerie médicale » comme la mammographie[188], l'échographie[189], l'IRM[190], a aussi été décrite. Ainsi, KALBHEN et al[188] ont publié en 1999 une étude portant sur le volume de 32 seins déterminé par l'évaluation pathologique de spécimens de mastectomie. Ils ont conclu que la méthode la plus précise pour calculer le volume mammaire est celle qui considère le sein comme un cylindre demi-elliptique lorsqu'il est compressé en projection craniocaudale. Les mesures faites dans une vue craniocaudale sont plus reproductibles qu'une vue oblique médiolatérale.

Par ailleurs, une publication plus récente de FUNG[191] (2009) proposait également une mesure mammographique dans la détermination du volume par une assimilation à un cône elliptique : $v = 1/3\pi r_1 r_2 h$. Cette mesure tenait compte de r_1 (distance horizontale maximale dans une vue craniocaudale entre le côté médial et le côté latéral), r_2 (dans une vue oblique médiolatérale, distance de l'artère thoracique latérale jusqu'à la ligne où la peau croise le muscle grand pectoral) et h (la plus longue perpendiculaire dans une vue oblique médiolatérale depuis le pectoral jusqu'à la peau adjacente au mamelon) (Figure 13.1).

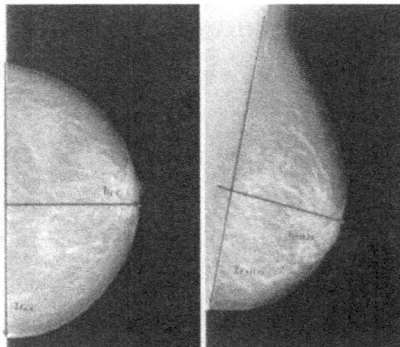

Figure 13.1 Mesure mammographique selon FUNG[191]

Dans une publication récente, une équipe de Séoul a mis en évidence sur 101 seins une corrélation significative entre le volume du sein calculé avec la RMN préopératoire et le poids de résection de la mastectomie, sauf dans les cas de seins denses où la corrélation est moins forte.[192] Une autre équipe coréenne a comparé chez 18 patientes (20 seins), d'une part, le volume mesuré par une empreinte en plâtre et, d'autre part, la résonance magnétique 3D. Ils ont comparé les 2 techniques par rapport aux pièces de mastectomie par régression linéaire, le coefficient de corrélation par l'empreinte en plâtre était de 0.629 (p = 0.003) tandis qu'il valait 0.945 (p < 0.001) par l'IRM en reconstruction 3D.[193]

Toutefois, aucune méthode n'a démontré une supériorité par rapport aux autres. Plus récemment, une équipe française[194] a travaillé sur une technique de numérisation optique par projection de lumière structurée (système inspeck) leur permettant d'attribuer les avantages et limitations de l'imagerie tridimensionnelle applicable à la chirurgie mammaire et concluant que les calculs de volumes restaient à parfaire pour une application clinique. D'autres équipes se sont intéressées à comparer différentes techniques de calcul volumique (imagerie mammographique, technique de GROSSMAN-ROUDNER, méthode anthropométrique de calcul, principe d'Archimède, technique de moulage) mettant en évidence la suprématie de la mammographie, suivi par le principe d'Archimède.[195]

Si différentes publications se sont intéressées dès les années 2000 aux applications cliniques de la photographie 3D dans les mesures de dimension du sein[196-197], il faut attendre la publication de LOSKEN[198] en 2005 pour que le premier rapport d'évaluation de la précision et de la reproductibilité de cette technologie 3D soit connu. Cette étude montrait que les mesures étaient en général sous-estimées et affectées d'une variabilité supplémentaire lors du calcul des volumes. Elle concluait plutôt à un intérêt d'évaluation longitudinale des résultats plutôt qu'à des valeurs absolues.

13.3 Expérience personnelle

Nous avons réalisé une étude expérimentale de systèmes d'imagerie 3D avec le système LifeViz TM.[A] Ce système est composé d'un appareil photo numérique de stéréovision, d'un dispositif de repositionnement et d'un logiciel 3D de quantification.[199] Nous avons comparé les résultats de ces mesures sur 9 cadavres de femmes âgées de plus de 60 ans sur lesquelles nous avons effectué des mesures de volume du sein in situ d'une part, et après prélèvement de pièces anatomiques, d'autre part. A cet effet, nous avons réalisé un travail de contourage consistant à délimiter le plus fidèlement possible les contours du sein concerné, en subluxant le sein selon différents axes délimitant des sillons pris comme contour, puis avec l'aide d'un feutre indélébile, en redessinant ces contours (Figure 13.2).

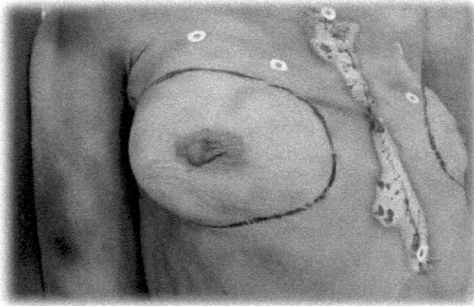

Figure 13.2 Technique de contourage sur cadavre

Nous avons effectué de nombreuses vues avec le système 3D LifeViz TM (Figure 13.3), puis nous avons réalisé une résection des seins selon le contourage ainsi dessiné, en évitant d'emporter des fibres musculaires provenant du muscle grand pectoral ou encore du muscle grand dentelé. Nous avons également remesuré ces volumes avec le système 3D LifeViz TM (Figure 13.4) et nous avons réalisé le même type de procédure pour des mesures témoins sur prothèses de volume connu.

[A] LifeViz TM (Quantificare S.A., 1180 Route des Dolines, Athena B, BP 40051, 06901 Sophia Antipolis, France) – Pas de conflit d'intérêts

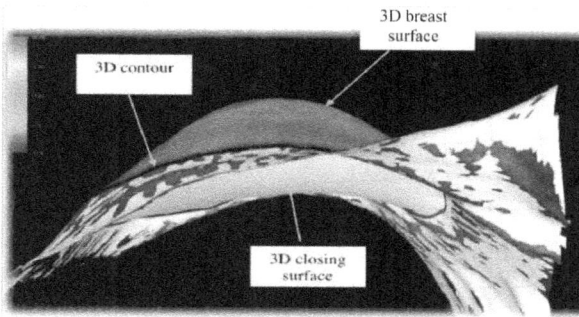

Figure 13.3 Reconstruction avec 3D LifeViz d'un sein « in situ ». Notez la forme de la surface de fermeture (blanche) ci-dessous. C'est une surface minimale basée sur le contour 3D (ligne noire), généralement concave en raison de la courbure physiologique de la cage thoracique.

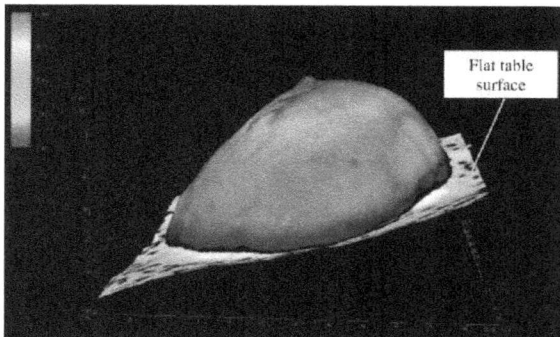

Figure 13.4 Reconstruction avec 3D LifeViz d'un sein réséqué (pièce anatomique). La base est une surface de table (plan), dès lors le contour 3D est plutôt plat, comme c'est le cas aussi pour la surface de fermeture (blanche).

Nous avons comparé ces résultats en utilisant le principe de poussée d'Archimède « tout corps plongé dans un fluide reçoit de la part de ce fluide une poussée verticale, vers le haut dont l'intensité est égale au poids du volume de fluide déplacé » (ce volume est donc égal au volume immergé du corps). Il s'agit d'une méthode simple, reproductible et de faible coût. Nous avons également utilisé les mesures par scanner avec logiciel de volumétrie d'une part sur les pièces anatomiques ainsi disséquées et d'autre part sur les prothèses témoins.

Ainsi que le montrent les valeurs élevées d'ICC, on observe une excellente corrélation entre les mesures réalisées via le CT-Scan et la poussée d'Archimède sur les prélèvements des pièces anatomiques ainsi que sur les prothèses isolées et la caméra 3D (Figure 13.5 et Figure 13.6).

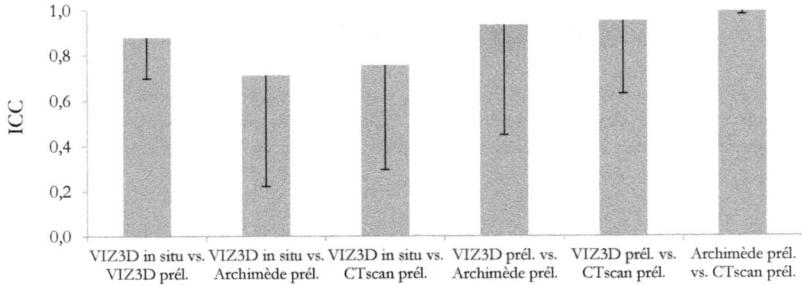

Figure 13.5 Coefficient de corrélation intra-classe (ICC) entre les méthodes de calcul du volume du sein prises deux à deux (cadavres uniquement). La ligne noire indique la limite inférieure de l'intervalle de confiance à 95 %

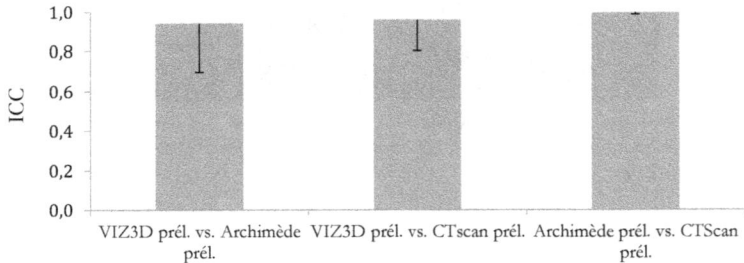

Figure 13.6 Coefficient de corrélation intra-classe (ICC) entre les méthodes de calcul du volume du sein prises deux à deux (cadavres + témoins). La ligne noire indique la limite inférieure de l'intervalle de confiance à 95 %

Une sous-estimation de volume a cependant été observée lors de l'utilisation du système 3D (Figure 13.7). Ces résultats concordent avec ceux de la littérature et notamment la publication de LOSKEN et al[198].

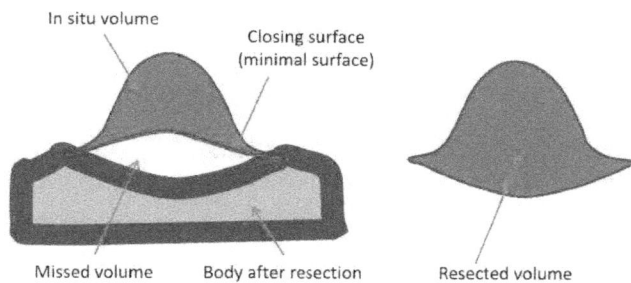

Figure 13.7 Schématisation de la sous-estimation « in situ »

CHAPITRE 14

Evaluation des résultats esthétiques

14.1 Introduction

L'étude rétrospective que nous avons menée ne permet pas de donner des informations fiables concernant l'évaluation esthétique de la chirurgie oncoplastique effectuée. La méthode quantifiant l'évaluation esthétique, en chirurgie esthétique mammaire en général et en chirurgie de reconstruction en particulier, reste à définir. Ce chapitre fait une revue de la littérature sur l'évaluation esthétique des seins dans le traitement conservateur.

Dès la mise en route des traitements conservateurs, en fonction notamment des études de FISHER et de VERONESI, des études ont été publiées concernant les résultats esthétiques.

14.2 Echelles d'évaluation

HARRIS[54], en 1979, établit une échelle d'évaluation en 4 catégories :
- résultat excellent : le sein traité est quasi identique au sein non traité,
- résultat bon : le sein traité est légèrement différent du sein non traité,
- résultat moyen : le sein traité est nettement différent du sein non traité, mais pas fortement déformé,
- résultat mauvais : le sein traité est fortement déformé.

141

PEZNER[200] ensuite, en 1984, a essayé de mettre au point la méthode qu'il a appelée le « Breast retraction assessment (BRA) » où il utilise une feuille d'acrylique souple avec des repères tous les centimètres et qui est placée sur le sein traité d'une part et sur le sein hétérolatéral d'autre part. Dans une étude sur 29 patientes, il mesure ainsi les différences entre les deux seins. D'autres études ont évalué fin des années 1980 les modifications esthétiques du sein en utilisant plutôt les échelles subjectives.[201,60]

En 1990, TSOUSKAS[202] a essayé une méthode qu'il estimait plus objective en évaluant la compliance du sein, c'est-à-dire en faisant une différence de la mesure de la surface antérieure du sein depuis le sillon sous-mammaire jusqu'au mamelon et en effectuant ces mesures patiente debout, puis patiente couchée. Il concluait que la compliance des cas sans radiothérapie, c'est-à-dire des seins normaux, était de 1.8 cm. Par contre, chez les patientes irradiées, il observait une compliance de 1.45 cm en moyenne lorsque les résultats esthétiques étaient satisfaisants à comparer à 0.77 cm chez les patientes qui présentaient des résultats insatisfaisants. La différence de compliance des deux seins était de 0.1 cm pour les contrôles, de 0.3 cm dans le groupe « satisfaites » et de 2 cm dans le groupe « non satisfaites ». Il considérait qu'une différence de compliance de plus de 1 cm était habituellement associée avec un résultat esthétique non satisfaisant. Il concluait que cette méthode était simple, non douloureuse et facilement reproductible.

En appliquant ces différentes méthodes, qu'elles soient subjectives ou objectives par des mesures de rétraction du sein, les publications se sont succédées pour essayer de déterminer les facteurs influençant les résultats esthétiques. Dans une étude sur 458 patientes, TAYLOR[49] concluait que les facteurs significativement associés à un « excellent » résultat esthétique du sein étaient le volume du tissu réséqué (p<0.0001), le type de chirurgie (p<0.0001), la dose de la radiation (p<0.005) et l'âge (p<0.007).

BAJAJ et collaborateurs[135] considèrent qu'une consultation de chirurgie plastique dans le cadre du traitement conservateur est indiquée afin de diminuer le pourcentage des résultats esthétiquement insatisfaisants.

L'apparition d'évaluations objectives a eu lieu en 2007 avec les premières publications de CARDOSO et du groupe de Lisbonne utilisant un logiciel appelé le BCCT.core (Breast Cancer Conservative Treatment – Cosmetic Results Evaluation).[203] Ils rappelaient en préambule que les méthodes subjectives montraient un manque de concordance même avec des panels d'observateurs professionnels. Ils rappelaient que les méthodes objectives sont des mesures prises sur la patiente ou sur des photographies basées essentiellement sur des asymétries entre le sein traité et le sein non traité. Les méthodes objectives augmentent la reproductibilité de l'évaluation mais ne tiennent pas compte de certains paramètres qui interviennent dans les résultats esthétiques, notamment l'apparence des cicatrices et les différences de la coloration des seins. Ils ont donc essayé d'évaluer la concordance entre un panel d'examinateurs et l'utilisation du BCCT.core qui donne une évaluation plus objective des résultats esthétiques dans les traitements conservateurs. Ils ont comparé les résultats d'une évaluation sur des photographies de différents intervenants, en utilisant l'échelle de HARRIS, et leur logiciel. Ils ont suggéré d'améliorer la concordance en transformant l'échelle de HARRIS en 3 points plutôt qu'en 4 points.

La même année, CARDOSO[204] rappelle que de nombreuses publications ont étudié les facteurs qui impactent l'évolution esthétique d'un traitement conservateur du cancer du sein. Classiquement, on divise ces facteurs selon qu'ils sont liés aux patients, à la tumeur et au traitement. Les facteurs les plus influents dans le résultat esthétique final sont le poids de la patiente, la taille, la localisation de la tumeur, la taille de la tumeur, le poids du volume réséqué, le placement des incisions, la chimiothérapie et l'irradiation. La méthodologie utilisée consistait à envoyer des photographies de 120 patientes avec traitement unilatéral du cancer du sein avant traitement et un an après. Les images ont été analysées par 24 cliniciens concernés par l'esthétique mammaire dans différents domaines en utilisant l'évaluation selon la classification de HARRIS. Pour obtenir un consensus entre les observateurs, ils ont utilisé la méthode Delphi : c'est une méthode qui recueille d'une façon systématique les opinions d'experts, recrutés individuellement et de façon anonyme, et qui est répétée à plusieurs reprises jusqu'à l'obtention d'un consensus. On considère que le processus est terminé quand il y a une convergence d'opinion. Le consensus en l'espèce a été obtenu dans 59/60 (98 %) cas après deux tours. L'évaluation a été considérée comme consensuelle quand plus de 50 % des observateurs donnaient la même classification esthétique. Ils ont ensuite regroupé 60 autres cas dans un processus du même genre pour obtenir un échantillon plus large. Ils ont calculé une corrélation entre les résultats de ces tests et les caractéristiques des patientes, de la tumeur et du traitement. Dans une analyse univariée, les patientes plus jeunes, plus minces avec un IMC plus bas ont obtenu les meilleurs résultats. Dans le groupe des facteurs liés aux tumeurs ou à un traitement, c'est la réalisation de larges résections, des cicatrices clairement visibles, l'utilisation de la chimiothérapie et une période plus longue de follow-up qui ont été associées avec les résultats les moins satisfaisants. Une analyse multivariée a montré que seuls l'IMC et la visibilité des cicatrices influençaient significativement l'esthétique finale.

En 2009, CARDOSO et al[205] comparaient le BCCT.core au BAT (Breast Analyzing Tool) qui considère seulement l'asymétrie. Sans surprise, ils concluent sur l'analyse des images d'une soixantaine de patientes, que le BCCT.core est le plus proche de l'analyse subjective. Pour rappel, le BAT est un logiciel qui utilise des points bien définis (distance sterno-claviculaire – distance du mamelon par rapport au bord du sein), et qui calcule la différence entre le sein gauche et le sein droit. La différence est multipliée par l'aire de surface de différence notée en pourcentage de différence. Ces valeurs sont converties dans une échelle de HARRIS simplifiée à 3 points : bon, moyen et mauvais. Ils rappellent du point de vue pratique que la qualité des images est un élément important. Les résultats supérieurs du BCCT.core sont meilleurs lorsque la qualité de l'image est excellente, probablement due au fait de la meilleure visibilité des couleurs et des cicatrices. Par contre, avec des qualités d'images moins bonnes, le BAT et le BCCT.core ont des performances comparables.

Le BCCT.core a également été validé pour l'évaluation des résultats esthétiques après mastectomie avec reconstruction comme l'a montré PREUSS et al[206] en 2012. Ces auteurs montrent une bonne corrélation entre l'échelle de HARRIS et le logiciel pour tous les cas, qu'ils soient unilatéraux, reconstructions avec implant ou avec lambeaux. En 2012, le même groupe a comparé l'évaluation subjective avec l'utilisation de l'image en 3D en insistant sur le problème du coût élevé de ce type de caméra 3D. Il rappelle dans cette publication que les recommandations de l'EORTC pour l'évaluation esthétique est une évaluation subjective par un panel d'au moins 5 observateurs, les classifiant selon l'échelle de HARRIS (méthode subjective) et l'évaluation objective en utilisant la technique de PEZNER.

Parallèlement à ces évaluations objectives des résultats esthétiques, certains ont cherché à savoir si le calcul du volume excisé permettait de déterminer la qualité du résultat esthétique. La première publication faisant état de cette recherche est attribuée à COCHRANE et al[48] en 2003. Ils ont mené une étude sur 151 patientes avec un traitement conservateur et ils ont comparé le résultat du questionnaire de satisfaction complété par les patientes avec l'évaluation d'un panel indépendant. Ils ont ensuite évalué les mammographies et une estimation du volume a été effectuée. Pour faire les mesures du volume sur les mammographies, ils appliquent la méthode de KATARIYA où le sein est traité comme un cône puisque c'est une des techniques les mieux validées. Ils calculent également le pourcentage estimé de volume de sein excisé, en divisant le poids du spécimen pathologique fixé sur le volume du sein calculé et ils l'expriment en pourcentage. De façon assez intéressante, ils ont ensuite calculé le facteur prédictif EPBVE (estimated percentage of breast volume excised) en partant du principe qu'une marge de 1 cm sera excisée autour de la tumeur par rapport à l'imagerie initiale et que l'excision du spécimen serait globalement sphérique. Ils obtiennent la formule :

$$ EPBVE = \frac{4 \ (\text{rayon de la lésion} + 1 \ cm)^3}{(\text{rayon du sein})^2 \ x \ \text{hauteur du sein}} $$

De façon intéressante, les résultats esthétiques selon l'évaluation subjective par les examinateurs et selon la satisfaction des patientes, sont fortement corrélés avec EPBVE. En effet, une valeur EPBVE en-dessous de 10 % correspond à 83.5 % des patientes « très satisfaites » avec leur apparence et seulement 3.1 % de non satisfaites. Par contre, ces taux montent à 37 % seulement de patientes très satisfaites et 16 % non satisfaites lorsque l'EPBVE est supérieur à 10 %.

En 2009, CHAN et al[207] arrivent à des résultats légèrement différents de ceux de COCHRANE ; les auteurs ont réalisé une étude prospective incluant les caractéristiques de la tumeur, la satisfaction des patientes et l'évaluation esthétique, qu'ils ont rapportées au volume mammaire. Ils ont utilisé comme calcul de volume mammaire la formule décrite par FUNG[191] et ont calculé, comme dans l'étude de COCHRANE, le rapport entre le poids du spécimen sur le poids du sein, et ils concluent que la satisfaction des patientes diminue significativement quand l'EPBVE est de 20 %. Il s'agit donc d'une différence de conclusion par rapport à l'étude de COCHRANE.

A partir du moment où différentes méthodes ont été validées, qu'elles soient subjectives ou objectives, on peut reprendre certaines publications notamment sur les réductions mammaires bilatérales thérapeutiques. Ainsi, GOFFMAN[125], en 2005, rapporte l'étude sur une période de 7 ans de 57 patientes traitées par tumorectomie et réduction mammaire bilatérale. Les résultats de l'analyse esthétique (follow-up de 19 mois) ont été réalisés par un panel comprenant le chirurgien oncologue, l'infirmière d'oncologie, le radiothérapeute et la patiente, en utilisant l'échelle de HARRIS légèrement modifiée. Ils ont conclu à 82 % de résultats bons à excellents avec une classification à 5 niveaux :

- excellent résultat signifie que soit l'infirmière d'oncologie, le chirurgien, le radiothérapeute ou la patiente ne peut pas voir exactement sur quel sein il y a eu un traitement !

- très bon résultat avec les mêmes observateurs montre une légère asymétrie ou une petite cicatrice ;

- bon résultat est défini comme une asymétrie plus significative (moins que 10 %) ou des cicatrices plus visibles ;

- résultat assez bon (correct) est défini comme une asymétrie évidente ou des cicatrices que la patiente veut corriger ;

- mauvais résultat est défini comme une asymétrie significative, mais plus souvent des cicatrices entraînant un gros problème.

En 2012, GRUBNIK[208], sur une série de 251 patientes traitées en 7 ans avec un follow-up moyen de 50 mois, a montré des résultats esthétiques acceptables dans les réductions mammaires thérapeutiques chez 96 % des patientes.

Les conséquences esthétiques ont aussi été analysées en fonction du type de radiothérapie. GARSA[209], en 2012, a étudié un traitement conservateur utilisant la brachythérapie seule. Il s'agissait de 158 patientes avec des tumeurs in situ ou T2 inférieures à 3 cm avec des marges négatives et sans envahissement ganglionnaire. La dose de radiation administrée était de 3.4 Gy deux fois par jour pour un total de 34 Gy. GARSA et al. ont proposé un score de rétraction du sein calculé à partir du schéma visualisé dans la Figure 14.1.

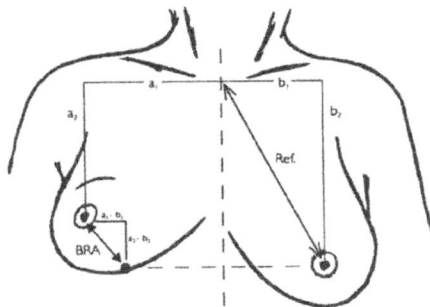

Illustration of the BRA measurements.

$$BRA = \sqrt{(a_1 - b_1)^2 + (a_2 - b_2)^2}$$

Reference length (ref.) $= \sqrt{b_1^2 + b_2^2}$

pBRA $=$ (BRA/reference length) $\times$ 100

Illustration from Vrieling et al. *Int J Radiat Oncol Biol Phys* 1999; 45:667-676. Copyright 1999 Elsevier Inc.

Figure 14.1 Illustration of the BRA measurements[209]

GARSA et al utilisent une évaluation subjective d'un panel d'observateurs au moyen de l'échelle de HARRIS, mais modifiée par AARONSON, comprenant les cicatrices, la taille du sein, la forme du sein, la coloration de la peau, la localisation de l'aréole et du mamelon et la forme de l'aréole et du mamelon. Leurs résultats basés sur un follow-up de 55 mois montraient 92 % de résultats excellents à 3 ans et 94 % de résultats bons à excellents. L'évaluation du pourcentage de rétraction du sein selon la méthode de PEZNER ne montrait pas de différence au cours du temps de cet indice de rétraction du sein.

14.3 Questionnaire Breast Q

Un questionnaire a été mis au point en 2009 par une équipe du Memorial Sloan-Kettering Cancer Center et de l'Université du British Columbia : le Breast Q.[210] Il s'agit d'un questionnaire destiné aux patientes et comprenant six domaines : satisfaction avec leur poitrine, résultat global de leur opération au niveau mammaire, qualité des soins, bien-être psychosocial, physique et social. Chaque item a été développé en trois modules (augmentation mammaire, réduction mammaire, reconstruction mammaire) et comporte à la fois une partie préopératoire et une partie postopératoire. Ce questionnaire a été utilisé dans de nombreuses publications sur la chirurgie mammaire, non seulement en chirurgie esthétique mammaire[211-213] mais aussi en reconstruction post-mastectomie, que ce soit avec des implants[214-215] ou avec des reconstructions par tissus autologues[216]. Le modèle destiné aux traitements conservateurs est récent et n'a fait l'objet que de quelques publications (réduction mammaire thérapeutique[217] et transfert de graisse[218]). Nous nous proposons d'utiliser ce questionnaire lors de traitement conservateur et de la chirurgie oncoplastique.

14.4 Expérience personnelle

Nous disposons depuis le 1er octobre 2014 du logiciel BCCT.core 2.0 mis à notre disposition par l'équipe de CARDOSO. Les Figures 14.2, 14.3, 14.4, 14.5 et 14.6 montrent l'utilisation de ce logiciel dans l'évaluation des résultats esthétiques d'un traitement conservateur suivant la classification en quatre échelles (E=excellent, G=bon, P=moyen, F=mauvais).

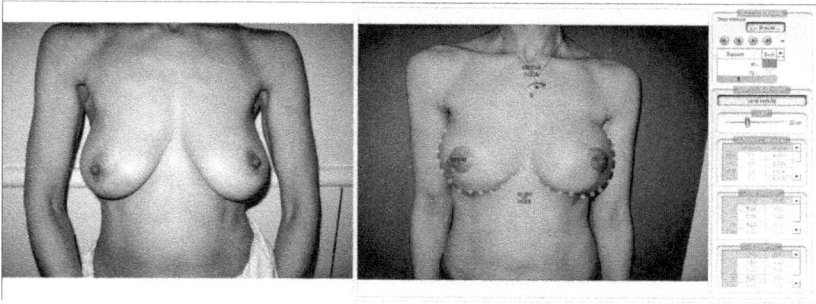

Figure 14.2 Résultat coté « excellent »

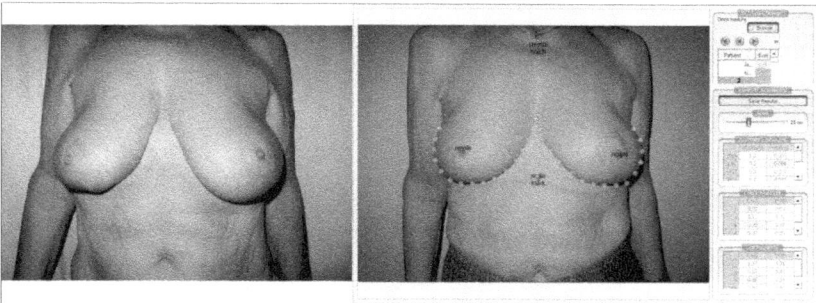

Figure 14.3 Résultat coté « excellent »

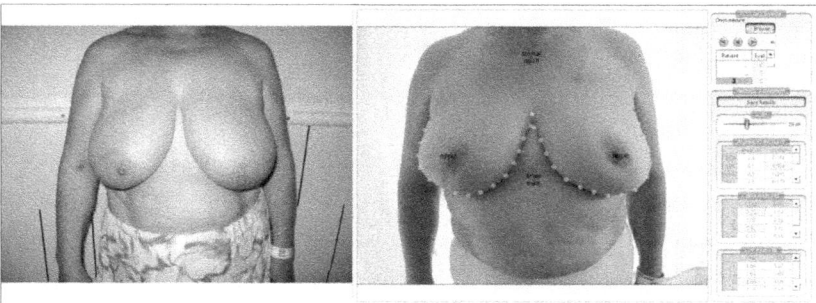

Figure 14.4 Résultat coté « bon »

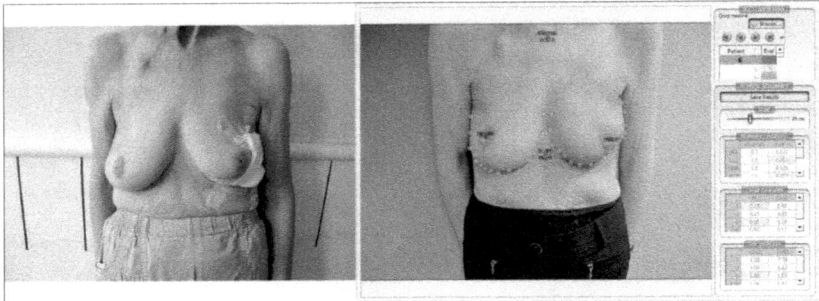

Figure 14.5 Résultat coté « moyen »

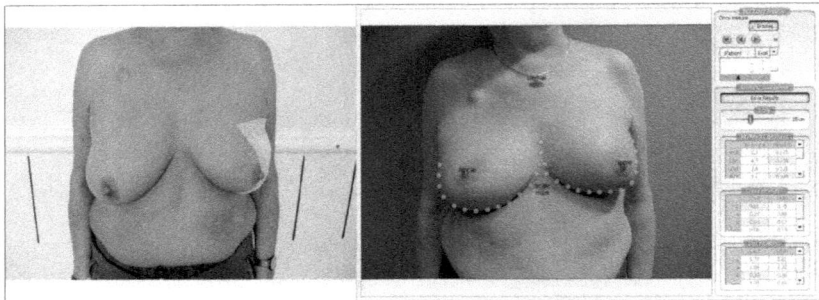

Figure 14.6 Résultat coté « mauvais »

14.5 Conclusion

Il n'existe pas à l'heure actuelle de méthode parfaitement objective pour évaluer les résultats esthétiques des traitements conservateurs du sein, avec ou sans oncoplastie. Si plusieurs publications ont étudié les facteurs défavorables aux aspects esthétiques, HILL-KAYSER[219], en 2011, a proposé d'évaluer les séquelles esthétiques via un site Internet appelé « OncoLink ». Ce site permet aussi aux patientes de formuler des commentaires sur leur cancer. Entre mai 2007 et juillet 2010, sur 12.646 patientes qui se sont connectées sur ce site, 46 % des commentaires ont été faits par des patientes qui avaient des cancers du sein et parmi ceux-là, 1.763 patientes ont pu utiliser la version la plus récente de l'outil qui reprend notamment des questions sur le résultat esthétique de l'intervention chirurgicale. Le résultat est surprenant car cet outil anonyme donne une évaluation esthétique nettement moins satisfaisante que celle publiée dans la littérature. En effet, le résultat montre 30 % des patientes qui évaluent le résultat esthétique comme moyen ou mauvais. Ce chiffre est donc largement supérieur à l'ensemble des publications qui d'habitude évaluent les séquelles esthétiques du traitement conservateur sans oncoplastie à plus de 90 % de résultats très bons ou excellents.[56]

CHAPITRE 15

Surveillance oncologique après reconstruction partielle

15.1 Introduction

Nous avons montré que la chirurgie oncoplastique permettait d'améliorer les résultats esthétiques du traitement conservateur et que les indications ont été élargies. Indépendamment de la sécurité de ces techniques et des taux de récidive, une question importante subsiste : la reconstruction partielle modifie-t-elle la capacité de prédire les récidives ? Les données actuelles à ce sujet sont limitées. Les avantages de la reconstruction partielle pour la surveillance postopératoire sont également restreints. L'examen physique et les mammographies sont aisés puisque les volumes mammaires ont été réduits. Cependant, il existe des difficultés potentielles associées à ces reconstructions partielles. Notamment cette chirurgie supplémentaire peut entraîner des cicatrices, des nécroses cicatricielles, des inclusions graisseuses qui pourraient être mal interprétées au niveau clinique ou radiologique. De plus, la radiothérapie peut entraîner une modification de ces rançons cicatricielles. Une difficulté est aussi le suivi de récidive dans le lit tumoral dans la mesure où le sein est remanié. Il est donc important de pouvoir clipper le lit tumoral pour faciliter sa localisation durant la surveillance postopératoire.

15.2 Surveillance par examen clinique

Les différentes options pour la surveillance postopératoire sont l'examen clinique, l'imagerie et les biopsies. Environ 30 à 50 % des récidives locales sont détectées par la mammographie seule ou en combinaison avec la mammographie et l'examen physique.[220]

Quelle que soit la technique de reconstruction utilisée, il y a un risque potentiel de nécrose partielle, de nécrose graisseuse, de fibrose post-radique qui peut être présente comme une masse palpable ou comme un épaississement à l'intérieur du sein. Un gonflement du sein, un œdème de la peau et des surfaces plus fermes peuvent être considérés comme normaux dans la période postopératoire précoce. Ils doivent cependant être suivis et documentés avec précision. Indépendamment du problème oncologique, ces kystes d'inclusion et ces aires de nécrose graisseuse existent aussi dans les réductions mammaires en dehors de la chirurgie oncoplastique. Cependant, toutes les aires fermes qui persistent sont probablement des nécroses graisseuses ou cicatricielles, mais la seule façon d'en être sûr est de réaliser une biopsie.

15.3 Surveillance par imagerie

Il n'y a à l'heure actuelle pas de consensus sur les protocoles d'imagerie après la chirurgie oncoplastique. Il y a cependant plusieurs objectifs :
- exclure une maladie résiduelle,
- éliminer une récidive,
- établir une nouvelle image de base.

D'après différentes études[221-222], la mammographie est moins sensible dans le sein traité avec une précision de l'ordre de 55 à 68 %. MENDELSON[223] a suivi les changements mammographiques au cours du temps chez des patientes qui ont eu un traitement conservateur. Les découvertes les plus fréquentes étaient un épaississement cutané et un œdème du sein chez environ 100 % des patientes. Six mois après le traitement, d'autres découvertes incluaient des lésions cicatricielles de la fibrose (50 %), des collections liquidiennes et des séromes (40 %), des calcifications dystrophiques (10 %). L'épaississement cutané, l'œdème et le sérome tendaient à se résorber avec le temps. Les dermites post-radiques présentent souvent un pic environ six mois après la radiothérapie et se résolvent après deux ou trois ans chez la plupart des patientes. C'est le problème des calcifications et leur vraie nature qui est le plus difficile à déterminer.

Une étude intéressante de LOSKEN et al.[224] sur une cohorte de patientes, qui ont eu un traitement conservateur ou un traitement conservateur avec reconstruction, et suivies pendant 6 ans, montrait une légère tendance à un temps de stabilisation plus long des mammographies dans le groupe étudié (25.6 mois pour le groupe oncoplastique comparativement à 21.2 pour le groupe de traitement conservateur sans oncoplastie ; la différence n'était cependant pas significative (p=0.23). Le concept de stabilité mammographique est défini comme le temps durant lequel il n'y a plus de modifications significatives entre deux mammographies successives.[223]

Pour les calcifications, on peut affirmer avec LOSKEN et al.[38] qu'elles rendent la surveillance plus difficile, mais si certaines sont trouvées sur le site de la tumorectomie initiale, elles devraient être évaluées avec les mêmes critères utilisés pour le diagnostic d'un cancer primitif.

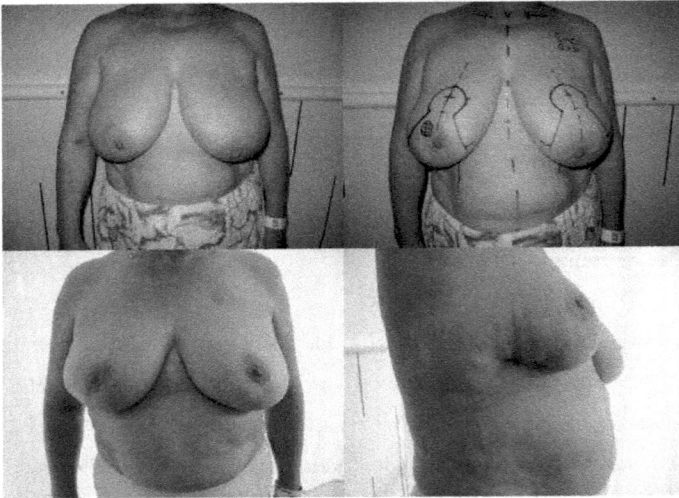

Figure 15.1 Patiente de 55 ans présentant une tumeur au niveau du quadrant inféro-externe du sein droit traitée par une technique à pédicule supéro-interne, excision tumorale de 50 g, excision complémentaire de 166 g, marge de résection négative, traitement complémentaire par radiothérapie avec déformation et rétraction du sein. L'imagerie envisage comme hautement probable un foyer de cytostéatonécrose. Une reprise chirurgicale est décidée avec une fermeture par un lambeau local et sans retard de cicatrisation. L'anatomopathologie sur ce nodule d'exérèse était négative.

C'est le problème de la nécrose graisseuse par rapport à la récidive qui constitue la difficulté principale dans l'imagerie post-chirurgicale, car la nécrose graisseuse peut produire un large spectre de découvertes à l'imagerie dépendant de sa chronicité et du degré dans lequel la graisse est liquéfiée ou dans lequel des réponses inflammatoires prédominent[225]. On peut cependant conclure que le diagnostic formel de nécrose graisseuse peut être obtenu par une étude précise et comparaison des images mammographiques, sonographiques et par IRM. Cependant, vu sa présentation clinique non spécifique, des prélèvements biopsiques sont souvent nécessaires. Un exemple clinique de cytostéatonécrose est illustré dans la Figure 15.1.

15.4 Surveillance par biopsie

Dans leur étude[38], LOSKEN et al ont mis en évidence une augmentation significative du taux de biopsies dans le groupe oncoplastique (53 %) par rapport au groupe conservateur classique (18 %).

CHAPITRE 16

Proposition d'une fiche de données cliniques

Depuis de nombreuses années, les concertations oncologiques multidisciplinaires (COM ou équivalent) ont été créées afin d'assurer une collaboration optimale entre les différents intervenants pour la prise en charge des différents types de cancer. Quelques années plus tard, et dans le cas particulier des cancers du sein, il semble évident, pour paraphraser RUSBY[226], que la place du chirurgien plasticien formé aux techniques de reconstruction et de chirurgie oncoplastique est devenue une nécessité dans ces commissions transversales. Indépendamment de l'amélioration de la qualité des soins fournis aux patients, l'enregistrement de toutes les données des COM permet une analyse notamment rétrospective et la mise en place du protocole d'étude sur différents paramètres. Actuellement, il existe déjà au C.H.U. de Liège (voir Annexe II) une fiche reprenant les informations importantes aux différents intervenants (anatomopathologiste, chirurgien, chirurgien plasticien, oncologue médical, radiologue, radiothérapeute, sénologue).

Dans cette fiche du C.H.U., outre les antécédents ayant une implication directe avec le cancer du sein ou son traitement (problèmes cardiaques, ostéoporose, antécédents thrombo-emboliques, statut ménopausal, traitement hormonal, parité et gestité), cette banque de données comprend les résultats des examens cliniques et para-cliniques (mammographie, échographie, IRM, biologie, scintigraphie osseuse), généralement sous forme de texte libre. Les résultats de la biopsie préopératoire sont repris ainsi qu'un traitement préopératoire éventuel. L'intervention chirurgicale est aussi en texte libre, reprenant le protocole opératoire, les suites opératoires et les complications. L'anatomopathologie est plus détaillée, reprenant notamment le type de tumeur, la taille de la tumeur en mm, la classification de Bloom, le degré de différenciation, l'index de Van Nuys, les emboles lymphovasculaires éventuels et les taux de récepteurs hormonaux, le Ki67 et le HER2. Le stade pTNM ainsi que le nombre de ganglions, sentinelles ou non, sont notés avec le nombre de ganglions envahis, les micrométastases éventuelles, l'effraction capsulaire ou l'existence de cellules isolées. Les décisions finales de la COM reprennent les différents traitements de chirurgie, radiothérapie, curiethérapie, chimiothérapie nécessaires. Pour obtenir des détails sur les doses de radiothérapie et de chimiothérapie, il faut consulter le dossier médical informatisé du patient (DMI) car ces informations ne sont pas reprises dans la banque de données de la COM.

Par ailleurs, lors de la réalisation de ce travail, nous nous sommes rendu compte que certains auteurs avaient établi les différents paramètres qu'ils estimaient indispensables pour une étude dans le cadre de la chirurgie oncoplastique du sein, portant à la fois sur des données morphologiques, anatomopathologiques et chirurgicales.

SCHAVERIEN[14] a récemment (2013) publié ce qu'il estime être les critères clés et les critères additionnels importants dans les études consacrées à la chirurgie du sein (Table 16.1).

Table 16.1 Critères clés et critères additionnels importants dans les études sur la chirurgie du sein (selon SCHAVERIEN et al.)

Rubrique	Eléments
Critères clés	
Données démographiques et tumorales	Nombre de patientes Age Taille de la tumeur Type de la tumeur Statut des récepteurs œstrogènes Focalité de la tumeur Grade tumoral Statut ganglionnaire
Données chirurgicales	Marge d'excision négative minimum Nombre d'excisions incomplètes Définition d'une marge négative microscopique
Données de follow-up	Follow-up moyen Nombre de récidives locales et à distance Taux de mortalité
Données des traitements adjuvants	Radiothérapie totale du sein et dose Boost et dose Marquage du lit tumoral et méthode de marquage Autres traitements adjuvants
Critères additionnels importants	
Données chirurgicales	Taille du sein Poids de la résection Taille du sein après la radiothérapie
Données de follow-up	Follow-up radiologique Besoin d'une procédure pour exclure une récidive Résultats esthétiques Révision secondaire

Nous proposons dès lors d'intégrer dans la banque de données de la COM les éléments proposés par SCHAVERIEN. L'idéal serait évidemment de réaliser ce type de grille pour toutes les spécialités intervenant dans la COM (anatomopathologie, génétique, imagerie, oncologie médicale, radiothérapie).

Table 16.2 Proposition de fiche de données recueillies dans la chirurgie du cancer du sein

Taille du sein préopératoire	- Périmètre (75, 80, 85, 90, 95, 100, 105, 110, 115, 120, autre) - Poche du soutien gorge (A, B, C, D, E, F, G, H, I, autre) - Classification de Yang (distance tumeur-mamelon) - Mesure volumétrique par 3D oui : volume en cm³ non - Mesure sur mammographie oui : volume en cm³ Non - EPBVE - Photographies préopératoires standardisées : oui/non - Questionnaire breast Q
Intervention chirurgicale	- Poids de la tumeur - Taille de la tumeur - Poids d'exérèse complémentaire à visée oncoplastique (c'est-à-dire à but non carcinologique) - Résultats de l'analyse anatomopathologique macroscopique extemporanée, avec indication si des recoupes sont faites et si ce sont des recoupes supérieures, inférieures, internes, externes, antérieures, profondes - Techniques de chirurgie plastique utilisée au niveau du sein tumoral avec pédicule : supérieur supéro-interne inférieure THOREK Autres - Drain : oui/non - Geste hétérolatéral synchrone : oui/non Volume de résection : (cm³) Anatomopathologie sur la résection hétérolatérale Type de pédicule utilisé Drain : oui/non

Table 16.2 (suite) Proposition de fiche de données recueillies dans la chirurgie du cancer du sein

Suites postopératoires chirurgicales	- Complications immédiates (côté tumoral/côté non tumoral)

	Hématome
	      oui/non
	      traitement conservateur/reprise

	Souffrance de l'aréole

	Retard de cicatrisation
	      oui/non
	      soins locaux : nombre de jours
	      reprise chirurgicale : oui/non

	Autres
	- Classifications des complications
	Classification de Clavien-Dindo
	Classification de Clavien-Dindo modifiée par QASSEMYAR
Evolution	- Nécessité de reprise chirurgicale
	Motivation oncologique : oui/non

	Motivation cosmétique
	      lipomodelage : oui/non
	            volume en cc
	            nombre de séances

	- Evaluation morphologique
	      photographies postopératoires
	      mesure du volume du sein : mammo, IRM, 3D, autres
	      évaluation esthétique : échelle de Harris, autres

	- Questionnaire breast Q

La fiche reprise à la Table 16.2 doit être modulable dans le temps en fonction de nouveaux éléments mis en évidence mais il est impératif que les données soient encodées de manière systématique. Comme COUCKE[227], nous estimons qu'une étape incontournable est de formater et de standardiser la capture des nouvelles données dans nos différents dossiers afin d'en faciliter la saisie et l'analyse. L'ère du texte libre dans les dossiers médicaux a probablement définitivement vécu.

Conclusions et perspectives

Le cancer du sein est la tumeur maligne la plus fréquente chez les femmes dans les pays industrialisés. Il affecte actuellement une femme sur huit à dix. Le traitement conservateur associant chirurgie et radiothérapie sur le sein restant est bien codifié dans ces indications. Ce travail a démontré que la chirurgie oncoplastique est une partie intégrante du traitement chirurgical du cancer du sein. Elle fait partie du traitement multidisciplinaire permettant au chirurgien oncologue de proposer un traitement conservateur pour des tumeurs avec un rapport taille tumorale sur taille du sein plus important.

De la série des 72 patientes étudiées, nous pouvons tirer plusieurs conclusions :

1. La technique chirurgicale d'exérèse effectuée par le chirurgien oncologue avec une analyse anatomopathologique macroscopique extemporanée n'a entraîné aucune réintervention chirurgicale pour tranche de section positive.

2. L'intervention de chirurgie oncoplastique, en ce compris un éventuel geste de symétrisation simultané, n'implique pas de perte de temps per-opératoire grâce à une intervention en deux équipes, chirurgien oncologue et chirurgien plasticien.

3. Les complications de la chirurgie oncoplastique, technique plus lourde que le traitement conservateur sans geste associé, sont comparables à celles des réductions mammaires hors oncologie et n'allongent pas le délai entre la chirurgie et les traitements complémentaires.

4. La durée de l'hospitalisation n'est pas plus élevée que celles observées dans les traitements conservateurs classiques.

5. L'étude réalisée est la première remplissant l'ensemble des critères décrits par SCHAVERIEN comme critères clés dans l'évaluation oncologique et esthétique de la chirurgie oncoplastique dans le cadre du traitement conservateur.

6. Les mesures préliminaires du volume du sein doivent être affinées ; existe-t-il un rapport volume de la tumeur/volume du sein qui privilégie une chirurgie oncoplastique, ou d'autres facteurs, comme la localisation de la tumeur dans le sein ou le type anatomopathologique de la tumeur, sont-ils importants ?

Au niveau local (C.H.U.), nous formulons les propositions suivantes :

1. Modification de la fiche de données des concertations oncologiques multidisciplinaires.

2. Réalisation d'une évaluation esthétique basée sur des mesures objectives, mesure et imagerie 3D, ainsi que recours au logiciel d'intelligence artificielle (BCCT.core).

Enfin, globalement, nous recommandons :

1. La mise sur pied d'une étude prospective multicentrique où les critères de SCHAVERIEN sont analysés systématiquement ; dans le cas contraire, il faut exiger au minimum une meilleure standardisation des données.

2. L'évaluation, dans ces études multicentriques de chirurgie oncoplastique, du taux de récidive locale et de l'évolution oncologique globale, c'est-à-dire de la survie globale et de la survie sans récidive, qu'elle soit locale ou à distance.

3. La réalisation des mêmes critères d'évaluation esthétique pour les traitements conservateurs sans oncoplastie.

Annexe I

Illustration d'un cas clinique

Patiente de 73 ans présentant une tumeur au niveau du quadrant supéro-externe du sein gauche. Technique par pédicule supéro-interne. Taille de soutien-gorge : 110 D.

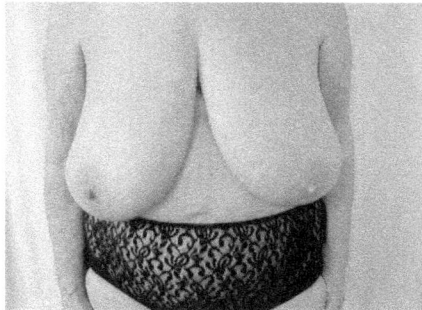

Photographie de face en préopératoire.

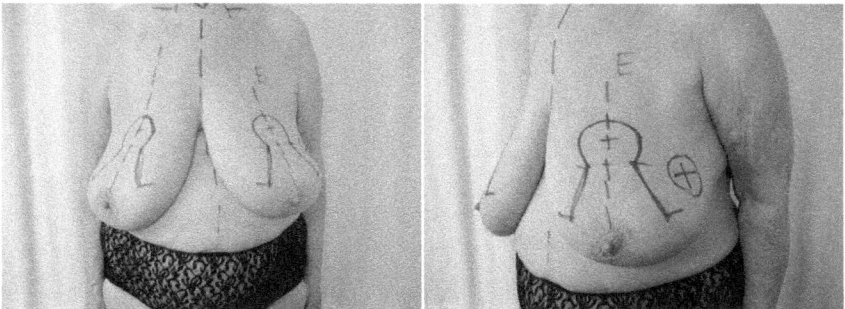

Dessins préopératoires

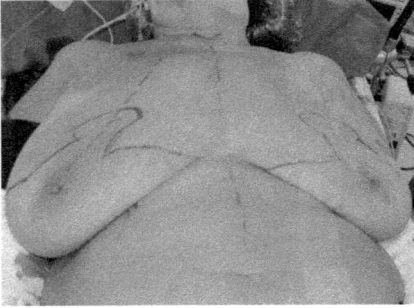

Patiente anesthésiée
Position en salle d'opération semi-assise

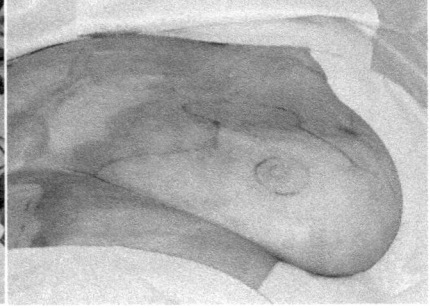

Sein gauche (côté tumoral)

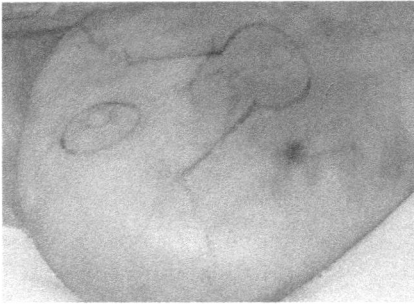

Côté tumoral – Visualisation du harpon

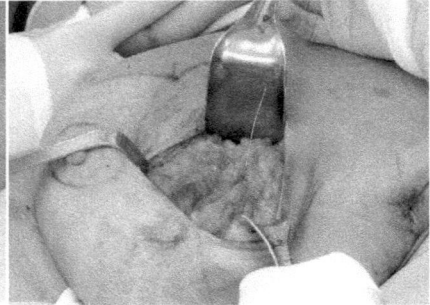

Abord de la tumeur – Visualisation du harpon

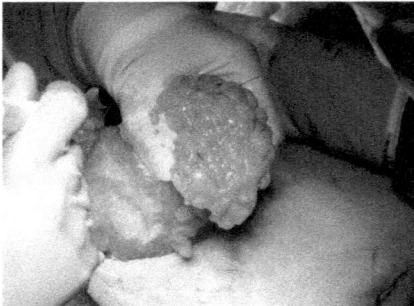

Exérèse de la tumeur

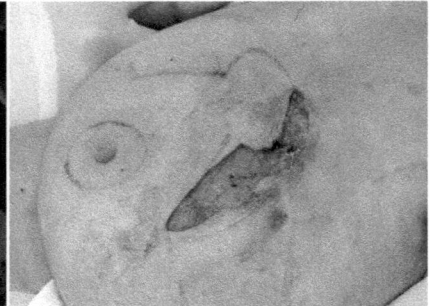

Tumeur ôtée

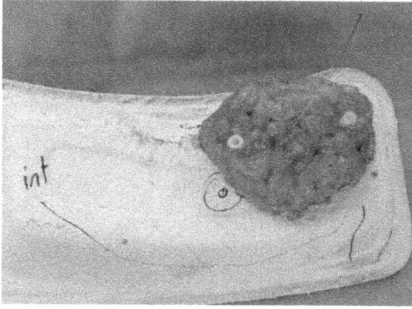

Pièce tumorale et orientation de la pièce sur
bassin réniforme

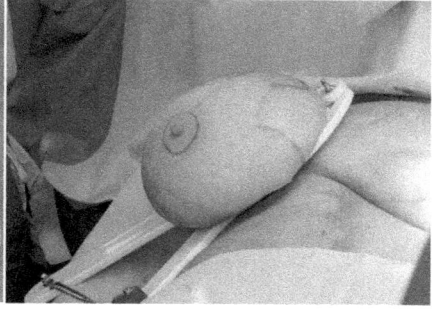

Mise en place du mammostat à droite

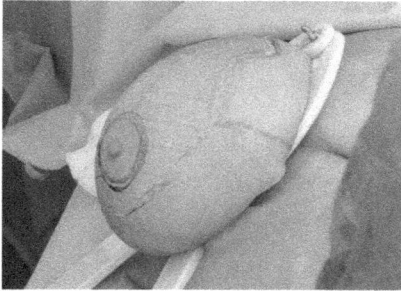

Début de la désépidermisation

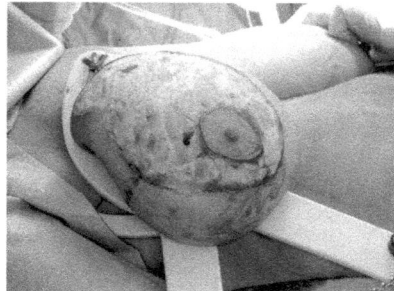

Désépidermisation du sein droit terminée

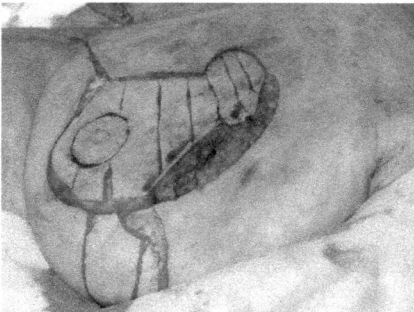

Fin de la résection tumorale

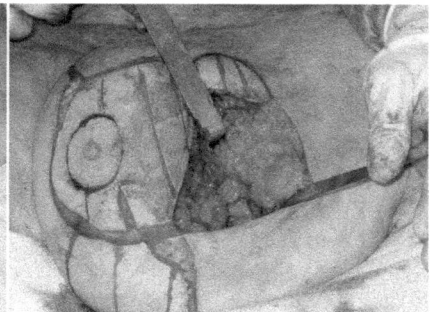

Visualisation de la cavité

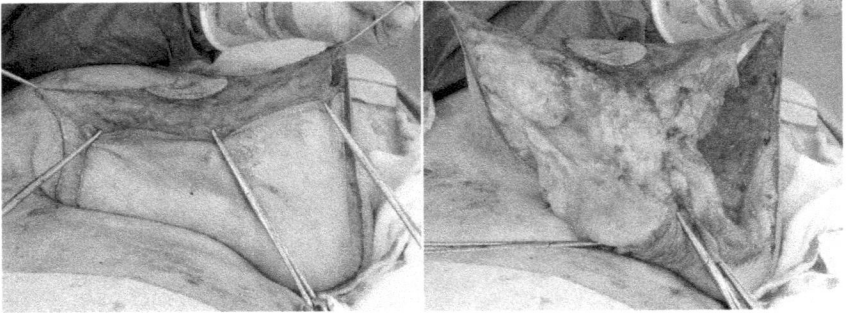

Préparation de la résection complémentaire du pôle inférieur

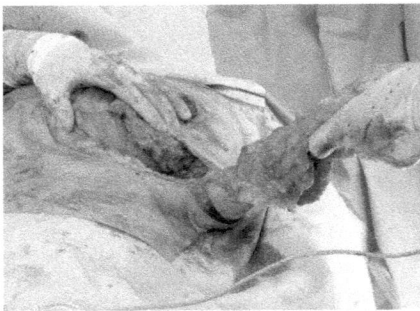

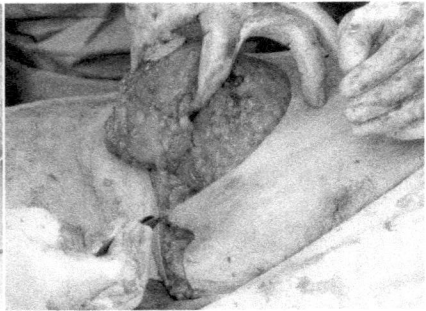

Résection finale du pôle inférieur   Rotation du lambeau porte-plaque aréolo-
                                            mamelonnaire

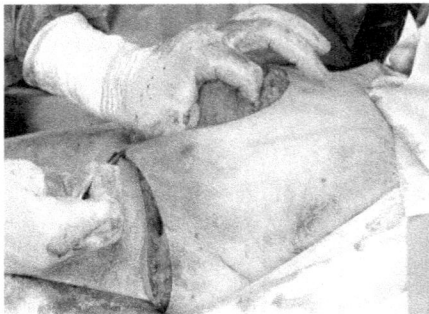

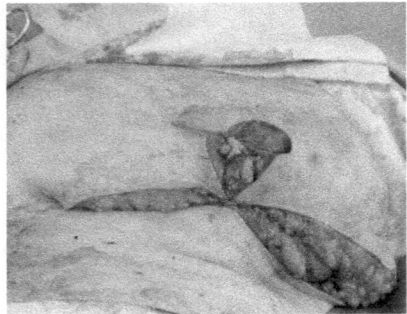

Ajustement cutané   Fin du réassemblage avant la fermeture

complète

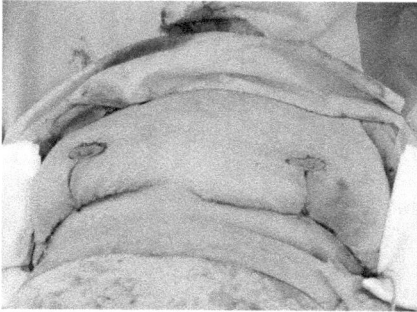

Résultat final sur table d'opération

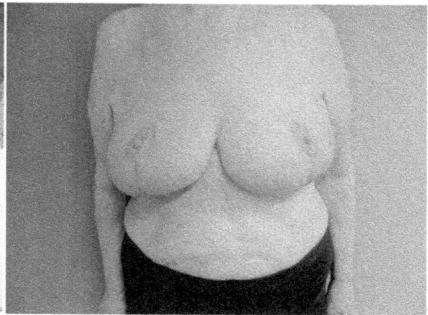

Résultat postopératoire

Annexe II

Fiche de données utilisée au C.H.U. de Liège

I.1 Onglet ATCD

I.2 Onglet Diagnostic/Bilan

I .3 Onglet Chirurgie / Néo-adju.

I.4 Onglet Anapath

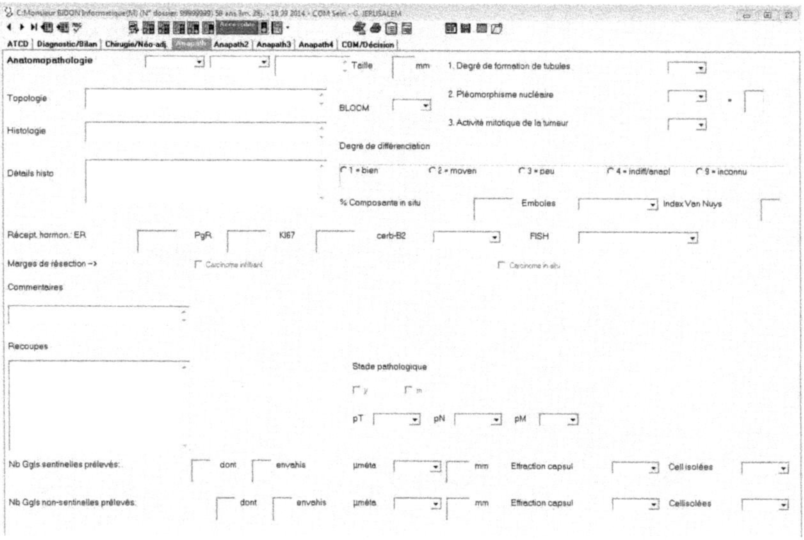

I.5 Onglet COM/Décision

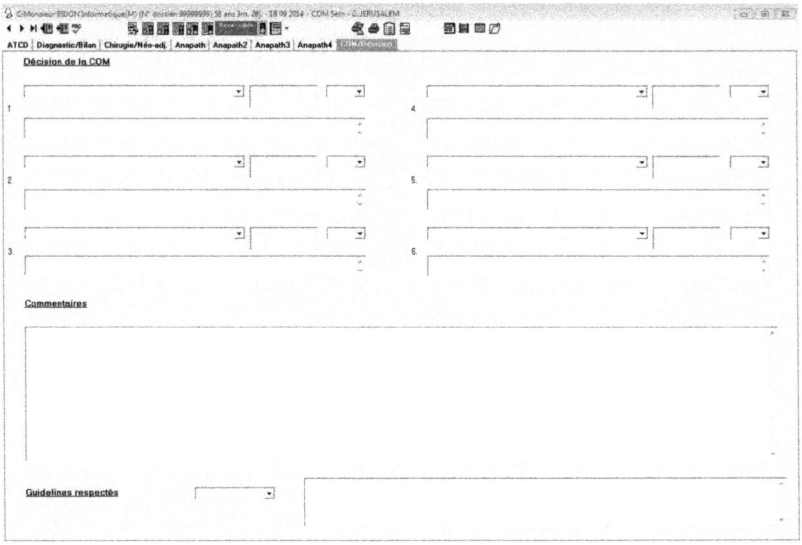

Bibliographie

1. Van Haute, E. R. L. Fondation contre le cancer. 2013.

2. Brettes, J., Mathelin, C., Gairard, B. and Bellocq, J. Cancer du sein. Epidémiologie des cancers du sein. Elsevier Masson. Issy-les-Moulineaux. 2007. 13-17.

3. Brettes, J., Mathelin, C., Gairard, B. and Bellocq, J. Cancer du sein. Traitements chirurgicaux des cancers du sein infiltrants. Elsevier Masson. Issy-les-Moulineaux. 2007. 149-164.

4. Fisher, B., Anderson, S., Bryant, J., et al. Twenty-year follow-up of a randomized trial comparing total mastectomy, lumpectomy, and lumpectomy plus irradiation for the treatment of invasive breast cancer. N Engl J Med 2002; 347(16): 1233-1241.

5. Veronesi, U., Cascinelli, N., Mariani, L., et al. Twenty-year follow-up of a randomized study comparing breast-conserving surgery with radical mastectomy for early breast cancer. N Engl J Med 2002; 347(16): 1227-1232.

6. Fisher, B., Bauer, M., Margolese, R., et al. Five-year results of a randomized clinical trial comparing total mastectomy and segmental mastectomy with or without radiation in the treatment of breast cancer. N Engl J Med 1985; 312(11): 665-673.

7. Fisher, B., Redmond, C., Poisson, R., et al. Eight-year results of a randomized clinical trial comparing total mastectomy and lumpectomy with or without irradiation in the treatment of breast cancer. N Engl J Med 1989; 320(13): 822-828.

8. Fisher, B., Anderson, S., Redmond, C. K., Wolmark, N., Wickerham, D. L. and Cronin, W. M. Reanalysis and results after 12 years of follow-up in a randomized clinical trial comparing total mastectomy with lumpectomy with or without irradiation in the treatment of breast cancer. N Engl J Med 1995; 333(22): 1456-1461.

9. Clarke, M., Collins, R., Darby, S., et al. Effects of radiotherapy and of differences in the extent of surgery for early breast cancer on local recurrence

and 15-year survival: an overview of the randomised trials. Lancet 2005; 366(9503): 2087-2106.

10. Darby, S., McGale, P., Correa, C., et al. Effect of radiotherapy after breast-conserving surgery on 10-year recurrence and 15-year breast cancer death: meta-analysis of individual patient data for 10,801 women in 17 randomised trials. Lancet 2011; 378(9804): 1707-1716.

11. Jacobson, J. A., Danforth, D. N., Cowan, K. H., et al. Ten-year results of a comparison of conservation with mastectomy in the treatment of stage I and II breast cancer. N Engl J Med 1995; 332(14): 907-911.

12. Houssami, N. and Morrow, M. Margins in breast conservation: A clinician's perspective and what the literature tells us. J Surg Oncol 2014; 110(1): 2-7.

13. Clough, K. B., Nos, C., Fitoussi, A., Couturaud, B., Inguenault, C. and Sarfati, I. [Partial reconstruction after conservative treatment for breast cancer: classification of sequelae and treatment options]. Ann Chir Plast Esthet 2008; 53(2): 88-101.

14. Schaverien, M. V., Doughty, J. C. and Stallard, S. Quality of information reporting in studies of standard and oncoplastic breast-conserving surgery. Breast 2014; 23(2): 104-111.

15. Veronesi, U. and Zurrida, S. Chirurgie du cancer du sein. Diagnostique, curative et reconstructive. 7. Un siècle de chirurgie du cancer du sein. Arnette. Paris. 1997. 75-79.

16. de Oliveria, C. and Custodio, A. S. Le sein. Du normal au pathologique : état de l'art. Histoire du traitement conservateur du cancer du sein. Place de la Chirurgie. Eska. Paris. 2007. 821-836.

17. Santoni-Rugiu, P. and Sykes, P. J. A History of Plastic Surgery. 2007. Springer.

18. Yalom, M. Le sein, une histoire. 2010. Paris, Galaade Editions.

19. Halsted, W. S. I. A Clinical and Histological Study of certain Adenocarcinomata of the Breast: and a Brief Consideration of the Supraclavicular Operation and of the Results of Operations for Cancer of the Breast from 1889 to 1898 at the Johns Hopkins Hospital. Ann Surg 1898; 28(5): 557-576.

20. Meyer, W. An improved method of the radical operation for carcinoma of the breast. Med Rec 1894; 46: 746-749.

21. Patey, D. H. and Dyson, W. H. The prognosis of carcinoma of the breast in relation to the type of operation performed. Br J Cancer 1948; 2(1): 7-13.

22. Madden, J. L. Modified radical mastectomy. Surg Gynecol Obstet 1965; 121(6): 1221-1230.

23. Czerny, V. Plastic replacement of the breast with a lipoma (in German). Chir Kong Verhandl 1895; 2(216).

24. Tanzini, I. Spora il mio nuova processo di amputazione della mammella. Riforma Medica 1906; 22: 757.

25. Teimourian, B. and Adham, M. N. Louis Ombredanne and the origin of muscle flap use for immediate breast mound reconstruction. Plast Reconstr Surg 1983; 72(6): 905-910.

26. Gillies, H. Principles and Art of Plastic Surgery. 1957. Boston, Little Brown & Company.

27. Cronin, T. D. and Gerow, F. J. Augmentation mammaplasty : a new "natural feel" prothesis. In : Transactions of the Third International Congress of Plastic and Reconstructive Surgery. Amsterdam, Excepta Medica.

28. Snyderman, R. K. and Guthrie, R. H. Reconstruction of the female breast following radical mastectomy. Plast Reconstr Surg 1971; 47(6): 565-567.

29. Radovan, C. Breast reconstruction after mastectomy using the temporary expander. Plast Reconstr Surg 1982; 69(2): 195-208.

30. Uroskie, T. W. and Colen, L. B. History of breast reconstruction. Semin Plast Surg 2004; 18(2): 65-69.

31. Robbins, T. H. Rectus abdominis myocutaneous flap for breast reconstruction. Aust N Z J Surg 1979; 49(5): 527-530.

32. Hartrampf, C. R., Scheflan, M. and Black, P. W. Breast reconstruction with a transverse abdominal island flap. Plast Reconstr Surg 1982; 69(2): 216-225.

33. Nizet, J. L., Pierard-Franchimont, C. and Pierard, G. E. Influence of body posture and gravitational forces on shear wave propagation in the skin. Dermatology 2001; 202(2): 177-180.

34. Nizet, J. L. and Pierard, G. E. [Biomechanical properties of skin during tissue expansion for breast-reconstructive surgery]. Ann Chir Plast Esthet 2009; 54(1): 45-50.

35. Remacle, S., Lifrange, E. and Nizet, J. L. Prise en charge d'un cancer du sein chez une femme porteuse de prothèses mammaires. Rev Med Liege Sous presse; 69.

36. Audretsch, W., Kolotas, C. and Rezai, M. Oncoplastic surgery in breast conserving therapy and flap supported operability. Presented at the Annual Symposium on Breast Surgery and Body Contouring. Santa Fe, New Mexico. August 1993.

37. Audretsch, W., Rezai, M. and Kolotas, C. Oncoplastic surgery : "target" volume reduction, (BCT mastopexy), lumpectomy reconstruction (BCT reconstruction), and flap supported operability in breast cancer. Proceedings of the Second European Congress on Senology. Vienna, Austria; Bologna, Italy. Monduzzi. October 1994.

38. Losken, A. and Hamdi, M. Partial Breast Reconstruction - Techniques in Oncoplastic Surgery. 2009. St. Louis, Missouri, Quality Medical Publising, Inc.

39. Petit, J. Y., Lehmann, A., Margulis, A. and Rigaut, L. [Technics of plastic surgery of the breast in breast cancerology]. Ann Chir Plast 1982; 27(1): 45-51.

40. Petit, J. Y. [May a general surgeon still operate breast cancer without the help of a plastic surgeon?]. Ann Chir Plast Esthet 1991; 36(6): 549-550.

41. Petit, J. Y. and Lehmann, A. [Role of plastic surgery in the treatment of breast cancer]. Bull Acad Natl Med 1996; 180(2): 317-328; discussion 328-331.

42. Clough, K. B. and Baruch, J. [Plastic surgery and conservative treatment of breast cancer. Indications and results]. Ann Chir Plast Esthet 1992; 37(6): 682-692.

43. Kaur, N., Petit, J. Y., Rietjens, M., et al. Comparative study of surgical margins in oncoplastic surgery and quadrantectomy in breast cancer. Ann Surg Oncol 2005; 12(7): 539-545.

44. Giacalone, P. L., Roger, P., Dubon, O., El Gareh, N., Rihaoui, S., Taourel, P. and Daures, J. P. Comparative study of the accuracy of breast resection in oncoplastic surgery and quadrantectomy in breast cancer. Ann Surg Oncol 2007; 14(2): 605-614.

45. Clough, K. B., Cuminet, J., Fitoussi, A., Nos, C. and Mosseri, V. Cosmetic sequelae after conservative treatment for breast cancer: classification and results of surgical correction. Ann Plast Surg 1998; 41(5): 471-481.

46. Olivotto, I. A., Rose, M. A., Osteen, R. T., et al. Late cosmetic outcome after conservative surgery and radiotherapy: analysis of causes of cosmetic failure. Int J Radiat Oncol Biol Phys 1989; 17(4): 747-753.

47. Delay, E., Gosset, J., Toussoun, G., Delaporte, T. and Delbaere, M. [Post-treatment sequelae after breast cancer conservative surgery]. Ann Chir Plast Esthet 2008; 53(2): 135-152.

48. Cochrane, R. A., Valasiadou, P., Wilson, A. R., Al-Ghazal, S. K. and Macmillan, R. D. Cosmesis and satisfaction after breast-conserving surgery correlates with the percentage of breast volume excised. Br J Surg 2003; 90(12): 1505-1509.

49. Taylor, M. E., Perez, C. A., Halverson, K. J., et al. Factors influencing cosmetic results after conservation therapy for breast cancer. Int J Radiat Oncol Biol Phys 1995; 31(4): 753-764.

50. Petit, J. Y., Lasser, P., Blazquez, D., Travagli, J. P., Castaigne, D., Rochard, F. and Rigaut, L. [Conservative treatment in cancer of the breast]. J Chir (Paris) 1987; 124(2): 132-135.

51. Dewar, J. A., Benhamou, S., Benhamou, E., Arriagada, R., Petit, J. Y., Fontaine, F. and Sarrazin, D. Cosmetic results following lumpectomy, axillary dissection and radiotherapy for small breast cancers. Radiother Oncol 1988; 12(4): 273-280.

52. Kramer, B. A., Arthur, D. W., Ulin, K., Schmidt-Ullrich, R. K., Zwicker, R. D. and Wazer, D. E. Cosmetic outcome in patients receiving an interstitial implant as part of breast-conservation therapy. Radiology 1999; 213(1): 61-66.

53. Stevenson, J., Macmillan, R. D., Downey, S., Renshaw, L. and Dixon, J. M. Factors affecting cosmesis after breast conserving surgery. Eur J Cancer 2001; (37): S31.

54. Harris, J. R., Levene, M. B., Svensson, G. and Hellman, S. Analysis of cosmetic results following primary radiation therapy for stages I and II carcinoma of the breast. Int J Radiat Oncol Biol Phys 1979; 5(2): 257-261.

55. Rose, M. A., Olivotto, I., Cady, B., et al. Conservative surgery and radiation therapy for early breast cancer. Long-term cosmetic results. Arch Surg 1989; 124(2): 153-157.

56. Sarin, R., Dinshaw, K. A., Shrivastava, S. K., Sharma, V. and Deore, S. M. Therapeutic factors influencing the cosmetic outcome and late complications in the conservative management of early breast cancer. Int J Radiat Oncol Biol Phys 1993; 27(2): 285-292.

57. Touboul, E., Belkacemi, Y., Lefranc, J. P., et al. Early breast cancer: influence of type of boost (electrons vs iridium-192 implant) on local control and cosmesis after conservative surgery and radiation therapy. Radiother Oncol 1995; 34(2): 105-113.

58. Budrukkar, A. N., Sarin, R., Shrivastava, S. K., Deshpande, D. D. and Dinshaw, K. A. Cosmesis, late sequelae and local control after breast-conserving therapy: influence of type of tumour bed boost and adjuvant chemotherapy. Clin Oncol (R Coll Radiol) 2007; 19(8): 596-603.

59. Clough, K. B., Thomas, S. S., Fitoussi, A. D., Couturaud, B., Reyal, F. and Falcou, M. C. Reconstruction after conservative treatment for breast cancer: cosmetic sequelae classification revisited. Plast Reconstr Surg 2004; 114(7): 1743-1753.

60. Matory, W. E., Jr., Wertheimer, M., Fitzgerald, T. J., Walton, R. L., Love, S. and Matory, W. E. Aesthetic results following partial mastectomy and radiation therapy. Plast Reconstr Surg 1990; 85(5): 739-746.

61. Pearl, R. M. and Wisnicki, J. Breast reconstruction following lumpectomy and irradiation. Plast Reconstr Surg 1985; 76(1): 83-86.

62. Cooperman, A. M. and Dinner, M. The rhomboid flap and partial mastectomy. Surg Clin North Am 1978; 58(4): 869-873.

63. Delay, E., Jorquera, F., Lucas, R. and Lopez, R. Sensitivity of breasts reconstructed with the autologous latissimus dorsi flap. Plast Reconstr Surg 2000; 106(2): 302-309; discussion 310-302.

64. Kirscher, S. La douleur après cancer du sein. Rééducation et cancer du sein. Masson. Paris. 2006. 173-185.

65. Sardi, A., Eckholdt, G., McKinnon, W. M. and Bolton, J. S. The significance of mammographic findings after breast-conserving therapy for carcinoma of the breast. Surg Gynecol Obstet 1991; 173(4): 309-312.

66. Hammond, D. C. Surgery of the breast - Principles and Art. Reduction mammaplasty and mastopexy : General considerations. Spear. Wolters Kluwer Health. 2011. Vol. 2. 955-959.

67. Thorek, M. Possibilities in the reconstruction of the human form 1922. Aesthetic Plast Surg 1989; 13(1): 55-58.

68. Lassus, C. A technique for breast reduction. Int Surg 1970; 53(1): 69-72.

69. Lejour, M. Vertical mammaplasty: update and appraisal of late results. Plast Reconstr Surg 1999; 104(3): 771-781; discussion 782-774.

70. Kaye, B. L. Neurologic changes with excessively large breasts. South Med J 1972; 65(2): 177-180.

71. Kinell, I., Beausang-Linder, M. and Ohlsen, L. The effect on the preoperative symptoms and the late results of Skoog's reduction mammaplasty. A follow-up study on 149 patients. Scand J Plast Reconstr Surg Hand Surg 1990; 24(1): 61-65.

72. Carpelan, A., Kauhanen, S., Mattila, K., Jahkola, T. and Tukiainen, E. Reduction Mammaplasty as an Outpatient Procedure: A Retrospective Analysis of Outcome and Success Rate. Scand J Surg 2014.

73. Daane, S. and Rockwell, W. Breast reduction techniques and outcomes : a meta-analysis. Aesthetic Surgery Journal 1999; 19(4): 293-303.

74. Karamanos, E., Wei, B., Siddiqui, A. and Rubinfeld, I. Tobacco Use and Body Mass Index as Predictors of Outcomes in Patients Undergoing Breast Reduction Mammoplasty. Ann Plast Surg 2014.

75. Munhoz, A. M., Montag, E. and Gemperli, R. Current aspects of therapeutic reduction mammaplasty for immediate early breast cancer management: An update. World J Clin Oncol 2014; 5(1): 1-18.

76. Brierley, J. D., Paterson, I. C., Lallemand, R. C. and Rostom, A. Y. The influence of breast size on late radiation reaction following excision and radiotherapy for early breast cancer. Clin Oncol (R Coll Radiol) 1991; 3(1): 6-9.

77. Chang, E., Johnson, N., Webber, B., et al. Bilateral reduction mammoplasty in combination with lumpectomy for treatment of breast cancer in patients with macromastia. Am J Surg 2004; 187(5): 647-650; discussion 650-641.

78. Kronowitz, S. J., Feledy, J. A., Hunt, K. K., Kuerer, H. M., Youssef, A., Koutz, C. A. and Robb, G. L. Determining the optimal approach to breast reconstruction after partial mastectomy. Plast Reconstr Surg 2006; 117(1): 1-11; discussion 12-14.

79. Losken, A., Elwood, E. T., Styblo, T. M. and Bostwick, J., 3rd. The role of reduction mammaplasty in reconstructing partial mastectomy defects. Plast Reconstr Surg 2002; 109(3): 968-975; discussion 976-967.

80. Spear, S. L., Pelletiere, C. V., Wolfe, A. J., Tsangaris, T. N. and Pennanen, M. F. Experience with reduction mammaplasty combined with breast

conservation therapy in the treatment of breast cancer. Plast Reconstr Surg 2003; 111(3): 1102-1109.

81. Kahn, J., Barrett, S., Forte, C., Stallard, S., Weiler-Mithoff, E., Doughty, J. C. and Romics, L., Jr. Oncoplastic breast conservation does not lead to a delay in the commencement of adjuvant chemotherapy in breast cancer patients. Eur J Surg Oncol 2013; 39(8): 887-891.

82. Munhoz, A. M., Montag, E., Arruda, E. G., Aldrighi, C., Gemperli, R., Aldrighi, J. M. and Ferreira, M. C. Critical analysis of reduction mammaplasty techniques in combination with conservative breast surgery for early breast cancer treatment. Plast Reconstr Surg 2006; 117(4): 1091-1103; discussion 1104-1097.

83. Munhoz, A. M., Aldrighi, C. M., Montag, E., et al. Outcome analysis of immediate and delayed conservative breast surgery reconstruction with mastopexy and reduction mammaplasty techniques. Ann Plast Surg 2011; 67(3): 220-225.

84. Orlando, J. C. and Guthrie, R. H., Jr. The superomedial dermal pedicle for nipple transposition. Br J Plast Surg 1975; 28(1): 42-45.

85. Hall-Findlay, E. J. A simplified vertical reduction mammaplasty: shortening the learning curve. Plast Reconstr Surg 1999; 104(3): 748-759; discussion 760-743.

86. Petit, J. Y., Garusi, C., Greuse, M., Rietiens, M., Youssef, O., Luini, A. and De Lorenzi, F. One hundred and eleven cases of breast conservation treatment with simultaneous reconstruction at the European Institute of Oncology (Milan). Tumori 2002; 88(1): 41-47.

87. Giacalone, P. L., Dubon, O., Roger, P., El Gareh, N., Rihaoui, S. and Daures, J. P. Doughnut mastopexy lumpectomy versus standard lumpectomy in breast cancer surgery: a prospective study. Eur J Surg Oncol 2007; 33(3): 301-306.

88. Ribeiro, L. A new technique for reduction mammaplasty. Plast Reconstr Surg 1975; 55(3): 330-334.

89. Courtiss, E. H. and Goldwyn, R. M. Reduction mammaplasty by the inferior pedicle technique. An alternative to free nipple and areola grafting for severe macromastia or extreme ptosis. Plast Reconstr Surg 1977; 59(4): 500-507.

90. McCulley, S. J. and Macmillan, R. D. Planning and use of therapeutic mammoplasty--Nottingham approach. Br J Plast Surg 2005; 58(7): 889-901.

91. McCulley, S. J. and Macmillan, R. D. Therapeutic mammaplasty--analysis of 50 consecutive cases. Br J Plast Surg 2005; 58(7): 902-907.

92. McIntosh, J. and O'Donoghue, J. M. Therapeutic mammaplasty--a systematic review of the evidence. Eur J Surg Oncol 2012; 38(3): 196-202.

93. Macmillan, R. D., James, R., Gale, K. L. and McCulley, S. J. Therapeutic mammaplasty. J Surg Oncol 2014; 110(1): 90-95.

94. Tausch, C., Hintringer, T., Kugler, F., Schmidhammer, C., Bauer, M. and Aufschnaiter, M. Breast-conserving surgery with resection of the nipple-areola complex for subareolar breast carcinoma. Br J Surg 2005; 92(11): 1368-1371.

95. Rainsbury, R. M. Breast-sparing reconstruction with latissimus dorsi miniflaps. Eur J Surg Oncol 2002; 28(8): 891-895.

96. Galimberti, V., Zurrida, S., Zanini, V., et al. Central small size breast cancer: how to overcome the problem of nipple and areola involvement. Eur J Cancer 1993; 29A(8): 1093-1096.

97. Kroll, S. S. and Singletary, S. E. Repair of partial mastectomy defects. Clin Plast Surg 1998; 25(2): 303-310.

98. Clough, K. B., Kroll, S. S. and Audretsch, W. An approach to the repair of partial mastectomy defects. Plast Reconstr Surg 1999; 104(2): 409-420.

99. Santi, P., Berrino, P., Galli, A., Quondamcarlo, C. and Rainero, M. L. Anterior transposition of the latissimus dorsi muscle through minimal incisions. Scand J Plast Reconstr Surg 1986; 20(1): 89-92.

100. Losken, A., Schaefer, T. G., Carlson, G. W., Jones, G. E., Styblo, T. M. and Bostwick, J., 3rd. Immediate endoscopic latissimus dorsi flap: risk or benefit in reconstructing partial mastectomy defects. Ann Plast Surg 2004; 53(1): 1-5.

101. Noguchi, M., Taniya, T., Miyazaki, I. and Saito, Y. Immediate transposition of a latissimus dorsi muscle for correcting a postquadrantectomy breast deformity in Japanese patients. Int Surg 1990; 75(3): 166-170.

102. Rainsbury, R. M. Breast conservation with latissimus dorsi miniflap : a new technique. Eur J Surg Oncol 1994; 20: 102-103.

103. Angrigiani, C., Grilli, D. and Siebert, J. Latissimus dorsi musculocutaneous flap without muscle. Plast Reconstr Surg 1995; 96(7): 1608-1614.

104. Blondeel, P. N., Van Landuyt, K. H., Monstrey, S. J., et al. The "Gent" consensus on perforator flap terminology: preliminary definitions. Plast Reconstr Surg 2003; 112(5): 1378-1383; quiz 1383, 1516; discussion 1384-1377.

105. Hamdi, M., Sinove, Y., DePypere, H., et al. The role of oncoplastic surgery in breast cancer. Acta Chir Belg 2008; 108(6): 666-672.

106. Hamdi, M. Oncoplastic and reconstructive surgery of the breast. Breast 2013; 22 Suppl 2: S100-105.

107. Losken, A. and Hamdi, M. Partial breast reconstruction. Techniques in oncoplastic surgery. 22. Partial breast reconstruction using distant flaps. Quality Medical Publishing, Inc. St. Louis, Missouri. 2009. 401-418.

108. Nizet, J. L., Gonzalez, A., Peulen, O. and Castronovo, V. [Autologous fat grafting in the breast: oncological implications]. Rev Med Liege 2011; 66(5-6): 362-366.

109. Hamza, A., Lohsiriwat, V. and Rietjens, M. Lipofilling in breast cancer surgery. Gland Surg 2013; 2(1): 7-14.

110. Nizet, J. L., Maweja, S., Lakosi, F., et al. Oncological and surgical outcomes in a series of patients with oncoplastic breast surgery. Acta Chir Belg 2014 accepté pour publication.

111. Eaton, B. R., Losken, A., Okwan-Duodu, D., et al. Local recurrence patterns in breast cancer patients treated with oncoplastic reduction mammaplasty and radiotherapy. Ann Surg Oncol 2014; 21(1): 93-99.

112. Goldhirsch, A., Winer, E. P., Coates, A. S., Gelber, R. D., Piccart-Gebhart, M., Thurlimann, B. and Senn, H. J. Personalizing the treatment of women with early breast cancer: highlights of the St Gallen International Expert Consensus on the Primary Therapy of Early Breast Cancer 2013. Ann Oncol 2013; 24(9): 2206-2223.

113. Fitoussi, A. D., Berry, M. G., Fama, F., et al. Oncoplastic breast surgery for cancer: analysis of 540 consecutive cases [outcomes article]. Plast Reconstr Surg 2010; 125(2): 454-462.

114. Losken, A. and Hamdi, M. Partial breast reconstruction: current perspectives. Plast Reconstr Surg 2009; 124(3): 722-736.

115. Bous, A., Nardella, D., Maweja, S., Lifrange, E. and Nizet, J. L. [Breast oncoplastic surgery]. Rev Med Liege 2011; 66(5-6): 341-350.

116. Vicini, F. A., Kestin, L. L., Goldstein, N. S., Baglan, K. L., Pettinga, J. E. and Martinez, A. A. Relationship between excision volume, margin status, and tumor size with the development of local recurrence in patients with ductal carcinoma-in-situ treated with breast-conserving therapy. J Surg Oncol 2001; 76(4): 245-254.

117. Rietjens, M., Urban, C. A., Rey, P. C., et al. Long-term oncological results of breast conservative treatment with oncoplastic surgery. Breast 2007; 16(4): 387-395.

118. Meretoja, T. J., Svarvar, C. and Jahkola, T. A. Outcome of oncoplastic breast surgery in 90 prospective patients. Am J Surg 2010; 200(2): 224-228.

119. Chakravorty, A., Shrestha, A. K., Sanmugalingam, N., Rapisarda, F., Roche, N., Querci Della Rovere, G. and Macneill, F. A. How safe is oncoplastic breast conservation? Comparative analysis with standard breast conserving surgery. Eur J Surg Oncol 2012; 38(5): 395-398.

120. Clough, K. B., Lewis, J. S., Couturaud, B., Fitoussi, A., Nos, C. and Falcou, M. C. Oncoplastic techniques allow extensive resections for breast-conserving therapy of breast carcinomas. Ann Surg 2003; 237(1): 26-34.

121. Lifrange, E., Andre, C., Bleret, V., et al. [Management and follow-up of a consecutive series of 411 surgically treated breast cancer patients]. Rev Med Liege 2011; 66(5-6): 329-335.

122. Cothier-Savey, I., Otmezguine, Y., Calitchi, E., Sabourin, J. C., Le Bourgeois, J. P. and Baruch, J. [Value of reduction mammoplasty in the conservative treatment of breast neoplasms. Apropos of 70 cases]. Ann Chir Plast Esthet 1996; 41(4): 346-353.

123. Rose, M., Manjer, J., Ringberg, A. and Svensson, H. Surgical strategy, methods of reconstruction, surgical margins and postoperative complications in oncoplastic breast surgery. Eur J Plast Surg 2014; 37: 205-214.

124. Urban, C., Lima, R., Schunemann, E., Spautz, C., Rabinovich, I. and Anselmi, K. Oncoplastic principles in breast conserving surgery. Breast 2011; 20 Suppl 3: S92-95.

125. Goffman, T. E., Schneider, H., Hay, K., Elkins, D. E., Schnarrs, R. A. and Carman, C. Cosmesis with bilateral mammoreduction for conservative breast cancer treatment. Breast J 2005; 11(3): 195-198.

126. Losken, A., Dugal, C. S., Styblo, T. M. and Carlson, G. W. A meta-analysis comparing breast conservation therapy alone to the oncoplastic technique. Ann Plast Surg 2014; 72(2): 145-149.

127. Yang, J. D., Bae, S. G., Chung, H. Y., Cho, B. C., Park, H. Y. and Jung, J. H. The usefulness of oncoplastic volume displacement techniques in the superiorly located breast cancers for Korean patients with small to moderate-sized breasts. Ann Plast Surg 2011; 67(5): 474-480.

128. Salhab, M., Al Sarakbi, W. and Mokbel, K. Skin and fat necrosis of the breast following methylene blue dye injection for sentinel node biopsy in a patient with breast cancer. Int Semin Surg Oncol 2005; 2: 26.

129. Bogusevicius, A., Cepuliene, D. and Sepetauskiene, E. The integrated evaluation of the results of oncoplastic surgery for locally advanced breast cancer. Breast J 2014; 20(1): 53-60.

130. Lanfrey, E., Rietjens, M., Garusi, C. and Petit, J. Y. [Mammoplasty for symmetry of the contralateral breast and its oncologic value]. Ann Chir Plast Esthet 1997; 42(2): 160-167.

131. Petit, J. Y., Rietjens, M., Contesso, G., Bertin, F. and Gilles, R. Contralateral mastoplasty for breast reconstruction: a good opportunity for glandular exploration and occult carcinomas diagnosis. Ann Surg Oncol 1997; 4(6): 511-515.

132. Semprini, G., Cattin, F., Vaienti, L., Brizzolari, M., Cedolini, C. and Parodi, P. C. Oncoplastic surgery and cancer relapses: cosmetic and oncological results in 489 patients. Breast 2013; 22(5): 946-951.

133. Tenofsky, P. L., Dowell, P., Topalovski, T. and Helmer, S. D. Surgical, oncologic, and cosmetic differences between oncoplastic and nononcoplastic breast conserving surgery in breast cancer patients. Am J Surg 2014; 207(3): 398-402; discussion 402.

134. Kelly, D. A., Wood, B. C., Knoll, G. M., et al. Outcome analysis of 541 women undergoing breast conservation therapy. Ann Plast Surg 2012; 68(5): 435-437.

135. Bajaj, A. K., Kon, P. S., Oberg, K. C. and Miles, D. A. Aesthetic outcomes in patients undergoing breast conservation therapy for the treatment of localized breast cancer. Plast Reconstr Surg 2004; 114(6): 1442-1449.

136. Wang, H. T., Barone, C. M., Steigelman, M. B., et al. Aesthetic outcomes in breast conservation therapy. Aesthet Surg J 2008; 28(2): 165-170.

137. Coucke, P. A., Vavassi, P., Vanderick, J. and Jerusalem, G. Tumor margin after conservative breast cancer surgery for early disease : an issue or not ? Belgian Journal of Medical Oncology 2009; 3(3): 93-100.

138. Carter, D. Margins of "lumpectomy" for breast cancer. Hum Pathol 1986; 17(4): 330-332.

139. Taghian, A., Mohiuddin, M., Jagsi, R., Goldberg, S., Ceilley, E. and Powell, S. Current perceptions regarding surgical margin status after breast-conserving therapy: results of a survey. Ann Surg 2005; 241(4): 629-639.

140. Azu, M., Abrahamse, P., Katz, S. J., Jagsi, R. and Morrow, M. What is an adequate margin for breast-conserving surgery? Surgeon attitudes and correlates. Ann Surg Oncol 2010; 17(2): 558-563.

141. Wiley, E. L., Diaz, L. K., Badve, S. and Morrow, M. Effect of time interval on residual disease in breast cancer. Am J Surg Pathol 2003; 27(2): 194-198.

142. Wright, M. J., Park, J., Fey, J. V., et al. Perpendicular inked versus tangential shaved margins in breast-conserving surgery: does the method matter? J Am Coll Surg 2007; 204(4): 541-549.

143. Singletary, S. E. Surgical margins in patients with early-stage breast cancer treated with breast conservation therapy. Am J Surg 2002; 184(5): 383-393.

144. Nasir, N. and Rainsbury, R. M. The timing of surgery affects the detection of residual disease after wide local excision of breast carcinoma. Eur J Surg Oncol 2003; 29(9): 718-720.

145. Menes, T. S., Tartter, P. I., Bleiweiss, I., Godbold, J. H., Estabrook, A. and Smith, S. R. The consequence of multiple re-excisions to obtain clear lumpectomy margins in breast cancer patients. Ann Surg Oncol 2005; 12(11): 881-885.

146. Cabioglu, N., Hunt, K. K., Sahin, A. A., et al. Role for intraoperative margin assessment in patients undergoing breast-conserving surgery. Ann Surg Oncol 2007; 14(4): 1458-1471.

147. Huston, T. L., Pigalarga, R., Osborne, M. P. and Tousimis, E. The influence of additional surgical margins on the total specimen volume excised and the reoperative rate after breast-conserving surgery. Am J Surg 2006; 192(4): 509-512.

148. Caudle, A. S. and Kuerer, H. M. Breast conservation therapy after neoadjuvant chemotherapy: Optimization of a multimodality approach. J Surg Oncol 2014; 110(1): 32-36.

149. Holland, R., Hendriks, J. H., Vebeek, A. L., Mravunac, M. and Schuurmans Stekhoven, J. H. Extent, distribution, and

mammographic/histological correlations of breast ductal carcinoma in situ. Lancet 1990; 335(8688): 519-522.

150. Schaverien, M. V., Raine, C., Majdak-Paredes, E. and Dixon, J. M. Therapeutic mammaplasty--extending indications and achieving low incomplete excision rates. Eur J Surg Oncol 2013; 39(4): 329-333.

151. Caruso, F., Catanuto, G., De Meo, L., et al. Outcomes of bilateral mammoplasty for early stage breast cancer. Eur J Surg Oncol 2008; 34(10): 1143-1147.

152. Holland, R., Veling, S. H., Mravunac, M. and Hendriks, J. H. Histologic multifocality of Tis, T1-2 breast carcinomas. Implications for clinical trials of breast-conserving surgery. Cancer 1985; 56(5): 979-990.

153. Gurdal, S. O., Karanlik, H., Cabioglu, N., Ozcinar, B., Yavuz, E., Tuzlali, S. and Ozmen, V. Positive or close margins in breast conserving surgery: is re-excision always necessary? Eur J Surg Oncol 2012; 38(5): 399-406.

154. Houssami, N., Macaskill, P., Marinovich, M. L. and Morrow, M. The association of surgical margins and local recurrence in women with early-stage invasive breast cancer treated with breast-conserving therapy: a meta-analysis. Ann Surg Oncol 2014; 21(3): 717-730.

155. Losken, A., Pinell-White, X., Hart, A. M., Freitas, A. M., Carlson, G. W. and Styblo, T. M. The oncoplastic reduction approach to breast conservation therapy: benefits for margin control. Aesthet Surg J 2014; 34(8): 1185-1191.

156. Audretsch, W. Commentary on: The Oncoplastic Reduction Approach to Breast Conservation Therapy: Benefits for Margin Control. Aesthet Surg J 2014; 34(8): 1192-1197.

157. Butler-Henderson, K., Lee, A. H., Price, R. I. and Waring, K. Intraoperative assessment of margins in breast conserving therapy: a systematic review. Breast 2014; 23(2): 112-119.

158. Moran, M. S., Schnitt, S. J., Giuliano, A. E., et al. Society of Surgical Oncology-American Society for Radiation Oncology consensus guideline on margins for breast-conserving surgery with whole-breast irradiation in stages I and II invasive breast cancer. J Clin Oncol 2014; 32(14): 1507-1515.

159. Fisher, B., Brown, A., Mamounas, E., et al. Effect of preoperative chemotherapy on local-regional disease in women with operable breast cancer: findings from National Surgical Adjuvant Breast and Bowel Project B-18. J Clin Oncol 1997; 15(7): 2483-2493.

160. Mieog, J. S., van der Hage, J. A. and van de Velde, C. J. Neoadjuvant chemotherapy for operable breast cancer. Br J Surg 2007; 94(10): 1189-1200.

161. Caudle, A. S., Gonzalez-Angulo, A. M., Hunt, K. K., et al. Impact of progression during neoadjuvant chemotherapy on surgical management of breast cancer. Ann Surg Oncol 2011; 18(4): 932-938.

162. Mazouni, C., Naveau, A., Kane, A., et al. The role of oncoplastic breast surgery in the management of breast cancer treated with primary chemotherapy. Breast 2013; 22(6): 1189-1193.

163. Imahiyerobo, T. A., Pharmer, L. A., Swistel, A. J. and Talmor, M. A Comparative Retrospective Analysis of Complications After Oncoplastic Breast Reduction and Breast Reduction for Benign Macromastia: Are These Procedures Equally Safe? Ann Plast Surg 2014.

164. Panhofer, P., Ferenc, V., Schutz, M., et al. Standardization of morbidity assessment in breast cancer surgery using the Clavien Dindo Classification. Int J Surg 2014.

165. Dindo, D., Demartines, N. and Clavien, P. A. Classification of surgical complications: a new proposal with evaluation in a cohort of 6336 patients and results of a survey. Ann Surg 2004; 240(2): 205-213.

166. Qassemyar, Q. and Sinna, R. [Classification of plastic surgery complications: Proposal for an objective evaluation of publications and professional practices]. Ann Chir Plast Esthet 2010; 55(6): 561-567.

167. Wood, S. H. and Tarar, M. N. Outcome audit in plastic surgery: the Cambridge Classification. Br J Plast Surg 1994; 47(2): 122-126.

168. Patel, K. M., Hannan, C. M., Gatti, M. E. and Nahabedian, M. Y. A head-to-head comparison of quality of life and aesthetic outcomes following immediate, staged-immediate, and delayed oncoplastic reduction mammaplasty. Plast Reconstr Surg 2011; 127(6): 2167-2175.

169. Huang, J., Barbera, L., Brouwers, M., Browman, G. and Mackillop, W. J. Does delay in starting treatment affect the outcomes of radiotherapy? A systematic review. J Clin Oncol 2003; 21(3): 555-563.

170. Chen, Z., King, W., Pearcey, R., Kerba, M. and Mackillop, W. J. The relationship between waiting time for radiotherapy and clinical outcomes: a systematic review of the literature. Radiother Oncol 2008; 87(1): 3-16.

171. Jensen, A. R., Nellemann, H. M. and Overgaard, J. Tumor progression in waiting time for radiotherapy in head and neck cancer. Radiother Oncol 2007; 84(1): 5-10.

172. Vujovic, O., Perera, F., Dar, A. R., Stitt, L., Yu, E., Voruganti, S. M. and Truong, P. T. Does delay in breast irradiation following conservative breast surgery in node-negative breast cancer patients have an impact on risk of recurrence? Int J Radiat Oncol Biol Phys 1998; 40(4): 869-874.

173. Punglia, R. S., Saito, A. M., Neville, B. A., Earle, C. C. and Weeks, J. C. Impact of interval from breast conserving surgery to radiotherapy on local recurrence in older women with breast cancer: retrospective cohort analysis. BMJ 2010; 340: c845.

174. Shannon, C., Ashley, S. and Smith, I. E. Does timing of adjuvant chemotherapy for early breast cancer influence survival? J Clin Oncol 2003; 21(20): 3792-3797.

175. Kontos, M., Lewis, R. S., Luchtenborg, M., Holmberg, L. and Hamed, H. Does immediate breast reconstruction using free flaps lead to delay in the administration of adjuvant chemotherapy for breast cancer? Eur J Surg Oncol 2010; 36(8): 745-749.

176. Lohrisch, C., Paltiel, C., Gelmon, K., Speers, C., Taylor, S., Barnett, J. and Olivotto, I. A. Impact on survival of time from definitive surgery to initiation of adjuvant chemotherapy for early-stage breast cancer. J Clin Oncol 2006; 24(30): 4888-4894.

177. Taylor, C. W. and Kumar, S. The effect of immediate breast reconstruction on adjuvant chemotherapy. Breast 2005; 14(1): 18-21.

178. Allweis, T. M., Boisvert, M. E., Otero, S. E., Perry, D. J., Dubin, N. H. and Priebat, D. A. Immediate reconstruction after mastectomy for breast cancer does not prolong the time to starting adjuvant chemotherapy. Am J Surg 2002; 183(3): 218-221.

179. Wilson, C. R., Brown, I. M., Weiller-Mithoff, E., George, W. D. and Doughty, J. C. Immediate breast reconstruction does not lead to a delay in the delivery of adjuvant chemotherapy. Eur J Surg Oncol 2004; 30(6): 624-627.

180. Barbieri, V., Sanpaolo, P. and Genovesi, D. Interval between breast-conserving surgery and start of radiation therapy in early-stage breast cancer is not predictive of local recurrence: a single-institution experience. Clin Breast Cancer 2011; 11(2): 114-120.

181. Dogan, L., Gulcelik, M. A., Karaman, N., Ozaslan, C. and Reis, E. Oncoplastic surgery in surgical treatment of breast cancer: is the timing of adjuvant treatment affected? Clin Breast Cancer 2013; 13(3): 202-205.

182. Morris, A. M. Volumetric estimation in breast surgery. Br J Plast Surg 1978; 31(1): 19-21.

183. Grossman, A. J. and Roudner, L. A. A simple means for accurate breast volume determination. Plast Reconstr Surg 1980; 66(6): 851-852.

184. Qiao, Q., Zhou, G. and Ling, Y. Breast volume measurement in young Chinese women and clinical applications. Aesthetic Plast Surg 1997; 21(5): 362-368.

185. Edsander-Nord, A., Wickman, M. and Jurell, G. Measurement of breast volume with thermoplastic casts. Scand J Plast Reconstr Surg Hand Surg 1996; 30(2): 129-132.

186. Bouman, F. G. Volumetric measurement of the human breast and breast tissue before and during mammaplasty. Br J Plast Surg 1970; 23(3): 263-264.

187. Schultz, R. C., Dolezal, R. F. and Nolan, J. Further applications of Archimedes' principle in the correction of asymmetrical breasts. Ann Plast Surg 1986; 16(2): 98-101.

188. Kalbhen, C. L., McGill, J. J., Fendley, P. M., Corrigan, K. W. and Angelats, J. Mammographic determination of breast volume: comparing different methods. AJR Am J Roentgenol 1999; 173(6): 1643-1649.

189. Malini, S., Smith, E. O. and Goldzieher, J. W. Measurement of breast volume by ultrasound during normal menstrual cycles and with oral contraceptive use. Obstet Gynecol 1985; 66(4): 538-541.

190. Mineyev, M., Kramer, D., Kaufman, L., Carlson, J. and Frankel, S. Measurement of breast implant volume with magnetic resonance imaging. Ann Plast Surg 1995; 34(4): 348-351.

191. Fung, J. T., Chan, S. W., Chiu, A. N., Cheung, P. S. and Lam, S. H. Mammographic determination of breast volume by elliptical cone estimation. World J Surg 2010; 34(7): 1442-1445.

192. Yoo, A., Minn, K. W. and Jin, U. S. Magnetic resonance imaging-based volumetric analysis and its relationship to actual breast weight. Arch Plast Surg 2013; 40(3): 203-208.

193. Rha, E. Y., Choi, I. K. and Yoo, G. Accuracy of the method for estimating breast volume on three-dimensional simulated magnetic resonance imaging scans in breast reconstruction. Plast Reconstr Surg 2014; 133(1): 14-20.

194. Sinna, R., Garson, S., Taha, F., Benhaim, T., Carton, C., Delay, E. and Robbe, M. [Evaluation of 3D numerisation with structured light projection in breast surgery]. Ann Chir Plast Esthet 2009; 54(4): 317-330.

195. Kayar, R., Civelek, S., Cobanoglu, M., Gungor, O., Catal, H. and Emiroglu, M. Five methods of breast volume measurement: a comparative study of measurements of specimen volume in 30 mastectomy cases. Breast Cancer (Auckl) 2011; 5: 43-52.

196. Galdino, G. M., Nahabedian, M., Chiaramonte, M., Geng, J. Z., Klatsky, S. and Manson, P. Clinical applications of three-dimensional photography in breast surgery. Plast Reconstr Surg 2002; 110(1): 58-70.

197. Nahabedian, M. Y. and Galdino, G. Symmetrical breast reconstruction: is there a role for three-dimensional digital photography? Plast Reconstr Surg 2003; 112(6): 1582-1590.

198. Losken, A., Seify, H., Denson, D. D., Paredes, A. A., Jr. and Carlson, G. W. Validating three-dimensional imaging of the breast. Ann Plast Surg 2005; 54(5): 471-476; discussion 477-478.

199. Hoeffelin, H., Jacquemin, D., Defaweux, V. and Nizet, J. L. A Methodological Evaluation of Volumetric Measurement Techniques including Three-Dimensional Imaging in Breast Surgery. Biomed Res Int 2014; 2014: 573249.

200. Pezner, R. D., Patterson, M. P., Hill, L. R., Vora, N., Desai, K. R., Archambeau, J. O. and Lipsett, J. A. Breast retraction assessment: an objective evaluation of cosmetic results of patients treated conservatively for breast cancer. Int J Radiat Oncol Biol Phys 1985; 11(3): 575-578.

201. Van Limbergen, E., Rijnders, A., van der Schueren, E., Lerut, T. and Christiaens, R. Cosmetic evaluation of breast conserving treatment for mammary cancer. 2. A quantitative analysis of the influence of radiation dose, fractionation schedules and surgical treatment techniques on cosmetic results. Radiother Oncol 1989; 16(4): 253-267.

202. Tsouskas, L. I. and Fentiman, I. S. Breast compliance: a new method for evaluation of cosmetic outcome after conservative treatment of early breast cancer. Breast Cancer Res Treat 1990; 15(3): 185-190.

203. Cardoso, M. J., Cardoso, J., Amaral, N., et al. Turning subjective into objective: the BCCT.core software for evaluation of cosmetic results in breast cancer conservative treatment. Breast 2007; 16(5): 456-461.

204. Cardoso, M. J., Cardoso, J., Santos, A. C., et al. Factors determining esthetic outcome after breast cancer conservative treatment. Breast J 2007; 13(2): 140-146.

205. Cardoso, M. J., Cardoso, J. S., Wild, T., Krois, W. and Fitzal, F. Comparing two objective methods for the aesthetic evaluation of breast cancer conservative treatment. Breast Cancer Res Treat 2009; 116(1): 149-152.

206. Preuss, J., Lester, L. and Saunders, C. BCCT.core - can a computer program be used for the assessment of aesthetic outcome after breast reconstructive surgery? Breast 2012; 21(4): 597-600.

207. Chan, S. W., Cheung, P. S. and Lam, S. H. Cosmetic outcome and percentage of breast volume excision in oncoplastic breast conserving surgery. World J Surg 2010; 34(7): 1447-1452.

208. Grubnik, A., Benn, C. and Edwards, G. Therapeutic mammaplasty for breast cancer: oncological and aesthetic outcomes. World J Surg 2013; 37(1): 72-83.

209. Garsa, A. A., Ferraro, D. J., DeWees, T., et al. Cosmetic analysis following breast-conserving surgery and adjuvant high-dose-rate interstitial brachytherapy for early-stage breast cancer: a prospective clinical study. Int J Radiat Oncol Biol Phys 2013; 85(4): 965-970.

210. Pusic, A. L., Klassen, A. F., Scott, A. M., Klok, J. A., Cordeiro, P. G. and Cano, S. J. Development of a new patient-reported outcome measure for breast surgery: the BREAST-Q. Plast Reconstr Surg 2009; 124(2): 345-353.

211. Pusic, A. L., Reavey, P. L., Klassen, A. F., Scott, A., McCarthy, C. and Cano, S. J. Measuring patient outcomes in breast augmentation: introducing the BREAST-Q Augmentation module. Clin Plast Surg 2009; 36(1): 23-32, v.

212. Coriddi, M., Angelos, T., Nadeau, M., Bennett, M. and Taylor, A. Analysis of satisfaction and well-being in the short follow-up from breast augmentation using the BREAST-Q, a validated survey instrument. Aesthet Surg J 2013; 33(2): 245-251.

213. Coriddi, M., Nadeau, M., Taghizadeh, M. and Taylor, A. Analysis of satisfaction and well-being following breast reduction using a validated survey instrument: the BREAST-Q. Plast Reconstr Surg 2013; 132(2): 285-290.

214. Macadam, S. A., Ho, A. L., Cook, E. F., Jr., Lennox, P. A. and Pusic, A. L. Patient satisfaction and health-related quality of life following breast reconstruction: patient-reported outcomes among saline and silicone implant recipients. Plast Reconstr Surg 2010; 125(3): 761-771.

215. McCarthy, C. M., Klassen, A. F., Cano, S. J., et al. Patient satisfaction with postmastectomy breast reconstruction: a comparison of saline and silicone implants. Cancer 2010; 116(24): 5584-5591.

216. Inbal, A., Gur, E., Otremski, E., Zaretski, A., Amir, A., Weiss, J. and Barnea, Y. Simultaneous contralateral breast adjustment in unilateral deep inferior epigastric perforator breast reconstruction. J Reconstr Microsurg 2012; 28(5): 285-292.

217. Chang, M. M., Huston, T., Ascherman, J. and Rohde, C. Oncoplastic breast reduction: maximizing aesthetics and surgical margins. Int J Surg Oncol 2012; 2012: 907576.

218. Mestak, O., Sukop, A., Hsueh, Y. S., Molitor, M., Mestak, J., Matejovska, J. and Zarubova, L. Centrifugation versus PureGraft for fatgrafting to the breast after breast-conserving therapy. World J Surg Oncol 2014; 12: 178.

219. Hill-Kayser, C. E., Vachani, C., Hampshire, M. K., Di Lullo, G. A. and Metz, J. M. Cosmetic outcomes and complications reported by patients having undergone breast-conserving treatment. Int J Radiat Oncol Biol Phys 2012; 83(3): 839-844.

220. Losken, A. and Hamdi, M. Partial Breast Reconstruction - Techniques in Oncoplastic Surgery. 29. Cancer surveillance after partial breast construction. Quality Medical Publishing, Inc. St. Louis, Missouri. 2009. 523-538.

221. Hassell, P. R., Olivotto, I. A., Mueller, H. A., Kingston, G. W. and Basco, V. E. Early breast cancer: detection of recurrence after conservative surgery and radiation therapy. Radiology 1990; 176(3): 731-735.

222. Dershaw, D. D., McCormick, B. and Osborne, M. P. Detection of local recurrence after conservative therapy for breast carcinoma. Cancer 1992; 70(2): 493-496.

223. Mendelson, E. B. Evaluation of the postoperative breast. Radiol Clin North Am 1992; 30(1): 107-138.

224. Losken, A., Schaefer, T. G., Newell, M. and Styblo, T. M. The impact of partial breast reconstruction using reduction techniques on postoperative cancer surveillance. Plast Reconstr Surg 2009; 124(1): 9-17.

225. Bilgen, I. G., Ustun, E. E. and Memis, A. Fat necrosis of the breast: clinical, mammographic and sonographic features. Eur J Radiol 2001; 39(2): 92-99.

226. Rusby, J. E., Gough, J., Harris, P. A. and MacNeill, F. A. Oncoplastic multidisciplinary meetings: a necessity or luxury? Ann R Coll Surg Engl 2011; 93(4): 273-274.

227. Coucke, P. Les défis colossaux auxquels la santé publique va devoir faire face ! Healthcare Executive. 2014; 79(11): 40-42.

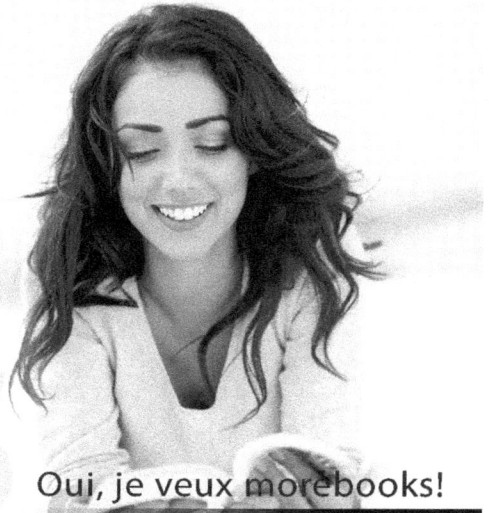

www.ingramcontent.com/pod-product-compliance
Lightning Source LLC
Chambersburg PA
CBHW021041210326
41598CB00016B/1075